Christine Reitmeier & Waltraud Stubenhofer

BIST DU JETZT FÜR IMMER WEG?

Mit Kindern Tod und Trauer bewältigen

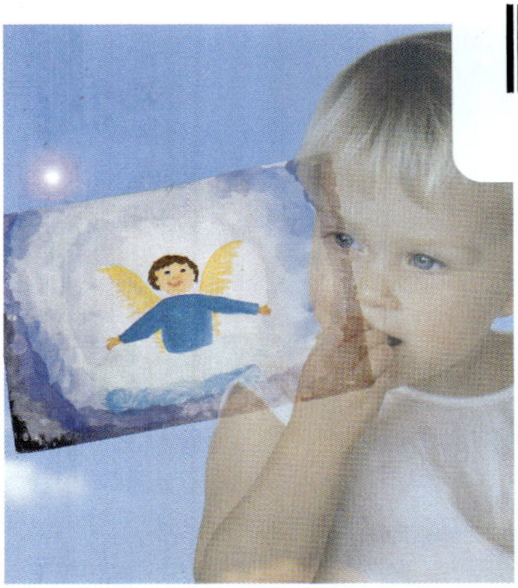

CHRISTOPHORUS
mobile

Inhalt

Vorwort 4

1. Anfang und Ende gehören zum Leben 6

Vom Fluß des Lebens 7
Der Tod macht uns Angst 8
Das Sterben braucht einen Platz im Leben 10
Unter der Glashaube: *eine Geschichte* 11
Die Haltung der Eltern – die Fragen der Kinder 12
Mit Kindern über den Tod reden 14
Dafür ist niemand zu klein – Wie Kinder den Tod erleben 16

2. Kinder begegnen Tod und Trauer im Alltag 18

Ein Besuch auf dem Friedhof 19
Ein Grab für den Vogel 20
Manuel nimmt mit seiner Mutter Abschied von Frau Weber: *eine Geschichte* 21
Der Jahreskreis 24
Opa erzählt, wie es früher war: *eine Geschichte* 26
Und wie ist es heute? 29
Ein Familienstammbaum 30
Erinnerungen, Stimmungen und Rituale – Wie der Verstorbenen gedacht wird 32
Los dias de muertos – Anselma erzählt: *eine Geschichte* 32
Wie sprechen wir mit Kindern ... 34

3. Vom Lachen und Weinen 36

Die Bedeutung der Gefühle 38
Gefühle wahrnehmen, erkennen und benennen 39
Vom Lachen und Weinen, oder wie ist das mit den Gefühlen ... 40
Mein Hase Jecky: *eine Geschichte* 46

4. Wenn ein geliebter Mensch gestorben ist 52

Der Tod von nah und fern 54
Wovon wird das Trauern beeinflußt 56
Von Trauer und Sehnsucht 58

Wie Kinder trauern 60
Schwierigkeiten, den Tod zu glauben 61
Große Sehnsucht 61
Wut und Zorn 62
Angst 63
Kinder übernehmen Wesensmerkmale 64
Schuld 64
Das Ende der Trauerzeit 66
Wenn das Trauern nicht gelingt 66
Die Trauer in der Familie 67

5. Was Kindern beim Trauern helfen kann 68

Den Tod Kindern mitteilen 69
Kinder brauchen wahre Antworten 70
Mit Kindern Abschied nehmen 72
Wie Kinder sich von einem Toten verabschieden können 74
Halt geben 76
Gefühle erkennen lassen 78
Sich an den verstorbenen Menschen erinnern 80
Anna erzählt von ihrer Oma Charlotte: *eine Geschichte* 84

Hilfe annehmen – Hilfe suchen 89
Wie Bücher helfen können, von Tod und Sterben zu sprechen 92

Das Leben geht immer wieder weiter 94

Vorwort

„Was ist herrlicher als das Gold?" fragte der König.
„Das Licht", antwortete die Schlange.
„Was ist erquicklicher als das Licht?" fragte jener.
„Das Gespräch", antwortete diese.

Johann Wolfgang von Goethe, Das Märchen

Warum wir beide ein Buch über Sterben, Tod und Trauer geschrieben haben? Als wir Kinder waren, haben wir den Tod unserer Mütter erlebt. Der Tod ist uns deshalb vertraut. Um so mehr ist uns in unserem Leben, in unserer Arbeit mit Kindern und Eltern, immer wieder aufgefallen, mit welchem Tabu das Thema Tod und Sterben belegt ist: „Wir leben doch jetzt ... Das kommt noch früh genug ... Warum sollen sich Kinder mit dem Tod auseinandersetzen, die doch gerade am Anfang ihres Lebens stehen … Das ersparen wir den Kindern jetzt noch ..." Und dann erlebten und erleben wir, wie hilflos viele Menschen im Angesicht des Todes sind.

Dieses Buch soll zum Nachdenken anregen. Eltern und Kinder. Es soll Möglichkeiten zeigen, mit dem Tod umzugehen. Es soll Gespräche, vor allen Dingen auch Gespräche mit Kindern in Gang bringen, erleichtern. Denn Kinder haben Fragen. Kinder brauchen die Begleitung der Erwachsenen, um zu wachsen, zu reifen, um das Leben in seiner Ganzheit zu begreifen.

Und – Kinder sind auf die Hilfe von uns Erwachsenen angewiesen, wenn sie vom Tod eines geliebten Menschen direkt betroffen sind. Doch dazu müssen wir selbst mit Tod und Trauer umgehen können. Wir müssen uns die Tatsache unserer Sterblichkeit immer wieder bewußt machen …

Sich unserer Sterblichkeit bewußt zu sein, hilft uns aber auch im Leben. Stellen Sie sich vor, Sie hatten Streit mit Ihrem Partner, Ihr Kind hat Sie gerade eben zur Weißglut gebracht, und nun müssen Sie gehen, vielleicht zur Arbeit. Wenn Sie im Bewußtsein leben, daß dieser Abschied der letzte sein könnte, so wird das Ihre Bereitschaft, Ihrem Kind zu verzeihen, sich mit Ihrem Partner zu versöhnen, beeinflussen.

Wenn wir wissen, daß unser Leben und das unserer Lieben zerbrechlich ist und ganz unerwartet enden kann, so wirkt sich das auf unser alltägliches Zusammenleben aus.

Wir können dankbarer sein für die guten Zeiten, die wir gemeinsam mit ihnen erleben dürfen. Wir werden geneigter sein, zu verzeihen, wenn wir verletzt wurden. Wir werden duldsamer sein mit Eigenheiten, die uns nicht behagen. Wir werden nach Möglichkeiten suchen, unser gemeinsames Leben mit guten Stimmungen und Tätigkeiten anzureichern. Wir werden unser Leben mehr genießen. Wir werden uns Gedanken darüber machen, wie es auch ohne uns gehen könnte.

Wenn Sie anfangen, über den Tod nachzudenken, werden Ihnen auch allerlei Fragen in den Sinn kommen. Die mögen heißen: Warum sind wir sterblich? Warum sterben manche Menschen schon als Kinder? Was hat das Leben für einen Sinn im Angesicht unserer Sterblichkeit? Und wir sind konfrontiert mit den Fragen unserer Kinder, die drängen und Antworten verlangen.

Wir leben heute bei uns in einer Welt, die keine festgelegten Antworten mehr gibt. Die Antworten der großen Religionen helfen nicht mehr allen Menschen. Die eigene Suche nach Antworten kann eine Last sein und eine Freiheit. Auf viele Fragen gibt es erfahrbare Antworten – auch für Kinder.

Wir Menschen sind einerseits mit unseren Sinnen der Wirklichkeit verbunden. Wir schmecken das Essen. Wir spüren den Boden unter den Füßen. Wir fühlen die Hand unseres Kindes in unserer Hand. Wir sehen einen Vogel fliegen ... Andererseits verfügen wir über so wunderbare Gaben wie Vorstellung und Phantasie. Auch sie gebrauchen wir alltäglich, wenn wir uns überlegen, wie wir ein Problem lösen, wenn wir uns unseren Urlaub ausmalen, wenn wir tag- oder nachtträumen ...

Wenn wir uns mit Tod und Sterben befassen, brauchen wir beides: unsere Sinne und unsere Phantasie. Wir können Tod und Sterben mit unseren Sinnen erfahren, soweit diese reichen. Wir können uns ein totes Tier, einen toten Menschen anschauen, ihn berühren, ihn begraben.

Wenn es aber um Fragen geht, wie wir weiter mit „unseren Toten“ verbunden bleiben können, wie sie vielleicht weiter existieren, so brauchen wir unser Vorstellungsvermögen und unsere Phantasie dazu.

Unsere Sinneserfahrungen, unsere Vorstellungsgabe, unsere Phantasie brauchen wir, wenn wir uns alte und neue Formen im Umgang mit Tod, Sterben und Trauer aneignen wollen. Wenn wir Kindern helfen wollen, das Sterben, den Tod zu begreifen und Abschied zu nehmen.

Dieses Buch ist mitten im Leben entstanden. Oft waren die Kinder um uns, wenn wir daran arbeiteten. Sie spielten, stritten, vertrugen sich, wollten auf den Schoß, hatten Fragen, wollten etwas essen ... Der Tod gehört zum Leben, das ist der Grundgedanke dieses Buches. Wir hoffen, dazu beizutragen, daß Menschen weniger Scheu, weniger Angst vor dem Tod empfinden – Sie, als Erwachsene, genauso wie Ihre Kinder.

1 Anfang und Ende – gehören zum Leben

Leben und Tod sind untrennbar miteinander verbunden. Menschen werden geboren und sie sterben, sie kommen und gehen, wie alle lebendigen Wesen. Menschen sind Teil des Werdens und Vergehens in der Natur. Der Lebensfluß, von dem Sie auf der folgenden Seite lesen, ist ein Bild für das menschliche Leben.
Jeder weiß um die Endlichkeit seines Daseins, seiner Existenz. Doch die Sterblichkeit scheint das Leben zu bedrohen. Der Tod macht Angst. In unserer schnellebigen, modernen Lebenswelt wird deshalb viel Mühe darauf verwendet, den Tod zu verhindern. Der tatsächlichen Erfahrung und dem Umgang mit dem Tod wird nicht allzuviel Platz eingeräumt.
Wenn schon die Erwachsenen mit dem Tod nicht in Berührung kommen möchten, kann es dann ein Thema für Kinder sein? Kinder erleben, daß lebendige Wesen sterben, auch wenn Eltern sie vor dieser Lebenstatsache beschützen möchten. Wenn Eltern sich selbst mit dem Tod befaßt haben, wenn sie sich eine Einstellung, eine Haltung zu Tod und Sterben geschaffen haben, können sie ihren Kindern Antworten auf deren Fragen geben.
Kinder können schon sehr früh etwas vom Tod verstehen. Aus ihren Erfahrungen, aus dem, was Erwachsene und Spielkameraden ihnen zu diesem Thema sagen, aus dem was ihnen vorgelebt wird, bauen sie sich im Laufe ihrer Entwicklung eine immer umfassendere Vorstellung vom Tod auf. Diese Themen werden in diesem Kapitel behandelt.

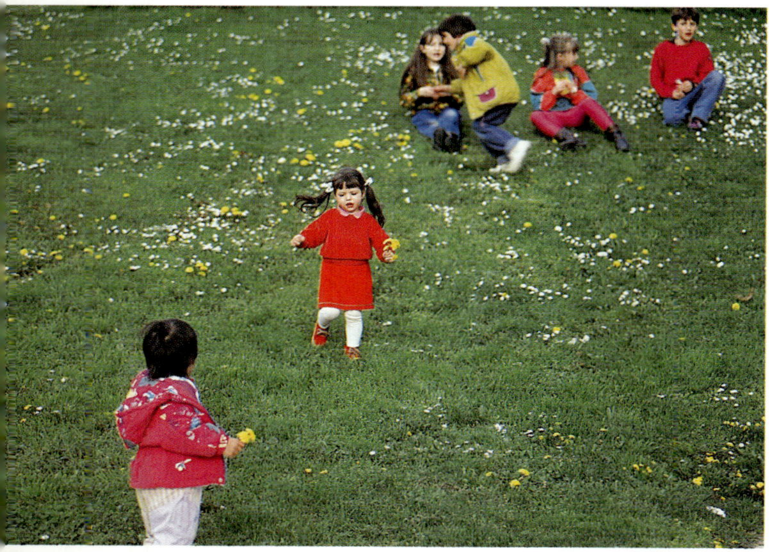

Vom Fluß des Lebens

Unser Leben hat einen Anfang und ein Ende.
Wir werden geboren, und wir sterben.
Es ist wie ein Fluß.

Wir entspringen einer Quelle.
Die Quelle heißt Leben, heißt Mutter und Vater.
Wir werden geboren.
Wir beginnen, uns durch unsere Lebenslandschaft einen Weg zu bahnen.
Mama, Papa, Geschwister, Freunde und andere Menschen begleiten uns.

Manchmal fließen wir leicht.
Wir spüren das lebendige Leben in uns und um uns.
Wir fließen durch Landschaften, die uns Freude machen.
Wir begegnen anderen Menschen.
Wir begegnen Dingen.

Manchmal ist unser Weg schwer.
Mit viel Mühe und Ausdauer graben wir uns durch Berge.
Wir stürzen durch abenteuerliche Schluchten.
Wir wissen kaum, was mit uns geschieht.

Es geht immer weiter.
Wir wachsen.
Wir werden länger und breiter, und wir führen mehr Wasser mit uns.
Von unserer Quelle fließt uns immer neues Wasser zu.
Schließlich werden wir träge und fließen ins Meer.
Unser Wasser wird Teil allen Wassers.

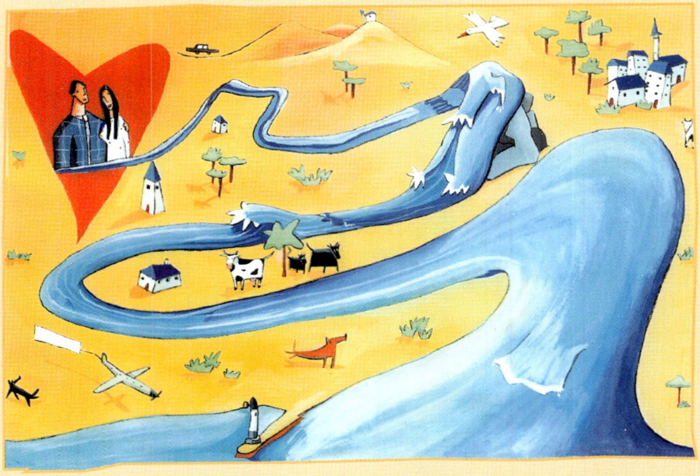

Der Tod macht uns Angst

Kennst du schon die Hexenbraut
Pimpernelle Zwiebelhaut?
Rückwärts kriecht sie aus dem Bett,
schrubbt sich ab mit Stiefelfett,
kocht sich Seifenblasentee,
futtert Scheuerlappen mit Gelee,
Zittergras und Fliegenkleckse,
mmhhh das schmeckt der kleinen Hexe.
Doch das ist schon lange her,
Pimpernelle lebt nicht mehr.
Sie hat sich Kichererbsenbrei gemacht
und sich beim Kichern totgelacht!
Hihihihihihihihihi!

Eine Mutter bekommt große Augen und sagt vorwurfsvoll zur Erzieherin, die dieses Fingerspiel gerade mit den Kindern gespielt hat: „Aber Silke!“ Die Erzieherin wirkt verunsichert und erwidert schulterzuckend, etwas entschuldigend: „Aber totlachen geht doch noch!“

Dies ist eine kleine Begebenheit aus einem Kindergarten. Sie ist typisch für die Einstellung und Haltung, die viele Menschen in unserem Lebensumfeld Tod und Sterben gegenüber einnehmen. Die Mutter und die Erzieherin waren sich im gleichen Augenblick bewußt – ohne darüber zu sprechen, daß man eigentlich über Tod und Sterben nicht spricht, und erst recht nicht vor Kindern. Warum? Wir wollen Ihnen an einigen Beispielen zeigen, wie unser Kulturkreis in der heutigen Zeit mit dem Tod und dem Sterben umgeht:

Im Kindergarten oder zu Hause haben Kinder früher Spiellieder gesungen oder gespielt wie „Ist ein Mann in’ Brunn’ gefallen – hab’ ihn hören plumpsen – wär’ er nicht hineingefallen, wär’ er nicht ertrunken“ oder „Wer hat Angst vorm Schwarzen Mann? – Niemand – Wenn er aber kommt? – Dann laufen wir davon“. Heute handeln die Reime, Lieder und Geschichten meist von tanzenden Elefanten und singenden Mäusen. Eher selten wird Kindern gute, moderne Kinderliteratur vorgelesen, die den Tod und das Sterben erwähnt oder anspricht.

Tod und Sterben werden in unserem Lebensumfeld ausgegrenzt, soweit dies möglich ist. In den Medien werden sie häufig in einer Form dargestellt, die weit vom wirklichen Leben und Erleben der Menschen entfernt ist.

Menschen leben nicht allein, sie haben Lebensgefährten, Kinder, Eltern, Geschwister, Freunde, Verwandte, Nachbarn ... Und doch, wenn Menschen sich dem Tode nähern, wenn sie sterben, dann dürfen das heute die wenigsten in ihrer gewohnten Umgebung tun. Selten nehmen die Sterbenden und die Zurückbleibenden in einer Weise voneinander Abschied, die der Bedeutung dieser besonderen Situation gerecht wird. Angehörige und Freunde fühlen sich oft verunsichert, sie haben Angst und weichen der Begegnung mit dem sterbenden Menschen aus, anstatt die verbleibende gemeinsame Zeit zu nutzen. Es fehlt oft an Erfahrung, an Wissen, an Mut, an Begleitung, wie man mit dieser endgültigsten aller Trennungen umgehen kann. Die meisten Menschen sterben in Krankenhäusern, in Alten- und Pflegeheimen. Der letzte Weg im Leben eines Menschen, das Sterben, ist für viele Menschen ein einsamer Weg.

Auch der Umgang mit dem toten Körper, mit der Leiche, ist den Menschen bei uns nur noch selten vertraut. Die Toten werden meistens schnell in die Leichenhalle des Krankenhauses gebracht und/oder eilig von einem Beerdigungsinstitut abgeholt. Wenn Angehörige sich nicht darum bemühen, dann sehen sie den toten Menschen nicht mehr. Wenn sich die Familie, die Verwandten, die Freunde, die Nachbarn, die Arbeitskollegen bei der Trauerfeier, bei der Beerdigung, von dem Verstorbenen verabschieden, bleibt der Sarg meist geschlossen, die Toten werden nur noch selten aufgebahrt, da sich die Lebenden scheuen, einem Toten zu begegnen.

In Todesanzeigen der Zeitungen werden das Sterben und der Tod mit beschönigenden Worten umschrieben. Der Tote ist „entschlafen“, hat uns „verlassen“, ist „von uns gegangen“, oder wir haben ihn „verloren“, und nicht, er ist „gestorben“, „tot“ oder „verstorben“.

Im Fernsehen werden Tod und Sterben als Unterhaltung aufbereitet. Jeden Abend gibt es eine Vielzahl von Toten. Je geheimnisvoller der Tod, um so faszinierender ist der Film für die Zuschauer. Der tatsächliche Tod, der uns Schmerz, Leid und Ungewißheit bringt, kommt eher selten vor.

Viele Bemühungen und Möglichkeiten der modernen Medizin, wie die Transplantation von Organen, die Idee und Möglichkeit des „Klonens“, erwecken den Eindruck, als wollten die „modernen“ Menschen den Tod „abschaffen“.

Das Sterben braucht einen Platz im Leben

In unserem Kulturkreis steht eine bestimmte Art des Lebens im Mittelpunkt des Interesses. „Alles ist machbar. Die Welt gehört uns", so wird das Leben in den Medien häufig dargestellt. Die Werbung fordert uns auf, jung, dynamisch, aktiv, lachend, gesund und leistungsorientiert zu sein. Es wird uns deutlich gesagt, was ein gelungenes Leben ist. Für die ruhigen und stillen Seiten des Lebens, für das Alter, für die Reife, für den Sinn von Leben und Tod, für die Beschäftigung damit, was ein gutes Sterben ist, was nach dem Tod mit uns sein wird, ist in dieser Gedankenwelt wenig Raum. Der Tod, das Sterben muß, so gut es geht, vermieden werden. – „Fürchtet ihr den schwarzen Mann? – Nein, Nein, Nein. – Wenn er aber kommt? – Dann laufen wir davon." – In Wirklichkeit können Menschen nicht vor dem Tod davonlaufen, er ist eine Tatsache des Lebens.

Der wirkliche Tod hat den Menschen schon immer Angst gemacht. Der Tod ist eine Grenze, die nur die Sterbenden, die Toten überschreiten. Kein lebendiger Mensch kann mit letzter Sicherheit sagen, was nach dem Sterben kommt. Der Tod ist eine Herausforderung für die lebenden Menschen. Überall auf der Welt, in allen Kulturen, haben sich die Menschen Gedanken und Vorstellungen über Sterben und Tod gemacht. Fast überall glauben die Menschen an ein Leben nach dem Tod.

Sie haben viele verschiedene Formen, Umgangsweisen, Bräuche, Rituale gefunden, die Ihnen dabei helfen, mit dem Sterben, dem Tod und der Trauer umzugehen.

Tod und Sterben werden bei uns häufig nicht mehr von Gebräuchen und Ritualen begleitet, die die Erfahrung des Todes in einen sinnvollen Zusammenhang stellen und Richtlinien für das eigene Handeln geben. Nur eine Minderheit von Menschen verfügt über Erfahrungen im Umgang mit Sterbenden und Toten, meist Krankenschwestern, Altenpflegerinnen, Ärzte, Bestatter und Bestatterinnen ... und Menschen, die sich darum bemühen. Es ist deshalb nicht erstaunlich, daß schon der Gedanke an den Tod bei vielen Menschen Unbehagen und die Begegnung mit dem Tod oft große Angst und Unsicherheit auslöst.

Weil der Tod eine Tatsache ist, gibt es in unserer modernen Lebenswelt immer mehr Menschen, die sich darum bemühen, dem Sterben, dem Tod, der Trauer wieder einen angemessenen Platz einzuräumen. In den letzten Jahren wurden in Deutschland viele Hospizvereine gegründet, die Sterbende und ihre Angehörigen begleiten. Viele Bücher über Tod, Sterben und Trauern wurden veröffentlicht. Es gibt Trauerhäuser, in

denen die Angehörigen Zeit haben, sich von dem toten Menschen zu verabschieden. Es gibt Bestatter, die den Angehörigen dabei helfen und darum bemüht sind, den Toten würdig zu bestatten.
Sie lesen dieses Buch, Sie interessieren sich für Sterben, Tod und Trauer. Vielleicht zweifeln Sie trotzdem daran, daß dies auch Themen für Kinder sind.
„Kinder sollen es doch schön im Leben haben. Sorgenfrei und glücklich sollen sie aufwachsen. Der Ernst des Lebens kommt noch früh genug.“ Dies ist eine bei uns häufig geäußerte Meinung.
Vielleicht fragen Sie sich aber auch, ob es sinnvoll ist, die Kinder vor Erfahrungen mit Tod und Sterben zu bewahren. Oder ein Erlebnis hat Ihre bisherige Haltung ins Wanken gebracht. Die Fragen Ihrer Kinder haben Sie möglicherweise verunsichert. Sie denken neu darüber nach? Eine kleine Geschichte kann Ihnen bei Ihren Überlegungen helfen.

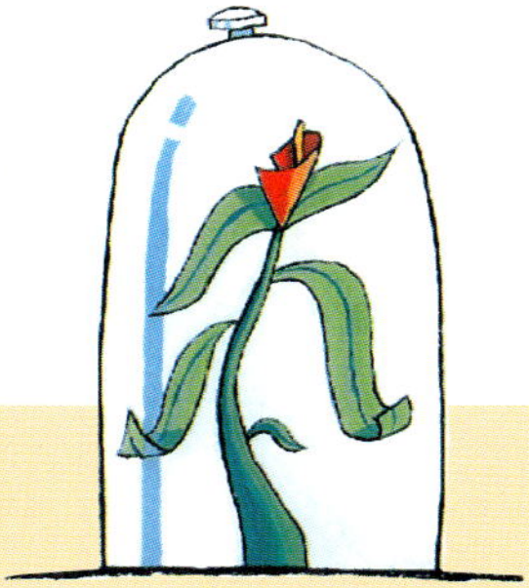

Unter der Glashaube

Es waren einmal zwei Pflanzen. Sie wuchsen in zwei verschiedenen Gärten. In dem einen Garten hatte die kleine Pflanze eine Glashaube. Der Gärtner meinte, daß die Pflanze Schutz vor Wind und rauhem Wetter brauche. In dem anderen Garten hatte die Gärtnerin die kleine Pflanze im Schutz einer Mauer angepflanzt.
Die Zeit verging. Die kleinen Pflanzen wurden immer größer. Eines Tages waren sie so groß, daß die eine gegen die Decke ihrer Glashaube stieß. „Jetzt bist du groß genug“, sagte der Gärtner, „jetzt nehme ich die Glashaube weg, damit du weiter wachsen kannst.“

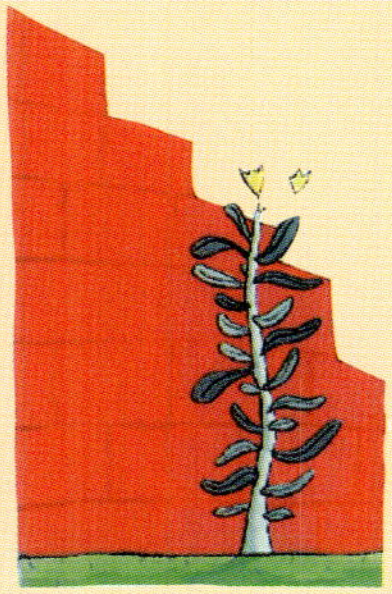

Am nächsten Tag erhob sich ein großer Sturm. Er fegte über das Land und brachte Regen mit sich. Als das Gewitter fortgezogen war, schüttelten die Pflanzen in den Gärten die Nässe von sich ab und richteten sich wieder der Sonne entgegen.

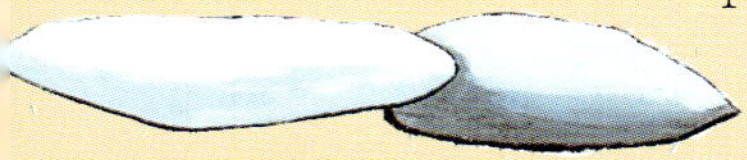

Nur die Pflanze, die bisher unter der Glashaube stand, lag am Boden. Sie hatte noch nie einen Windhauch verspürt. Sie hatte nicht gewußt, daß es solche Stürme gibt. Deshalb wußte sie auch nicht, wie sie sich einrichten sollte, um so einem großen Sturm standzuhalten. Fast hätte sie den Sturm nicht überlebt. Aber es war gut gegangen. Mühsam und unter Schmerzen gelang es ihr, sich in den nächsten Wochen wieder aufzurichten. Langsam gewöhnte sie sich daran, daß das Wetter sehr verschieden sein konnte und entdeckte, daß ein kleiner Windhauch schön sein kann.

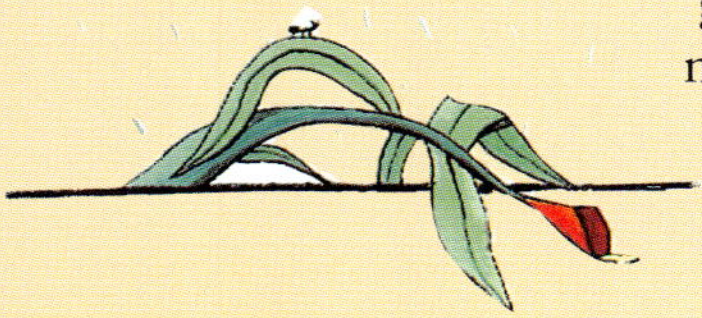

Die Haltung der Eltern – die Fragen der Kinder

Kinder erleben Tod und Vergänglichkeit, auch wenn Eltern und andere Erwachsene versuchen, sie davor zu „beschützen“. Kinder erleben den Tod in alltäglichen Lebenszusammenhängen. Sie sehen ihn in der Natur durch tote Insekten, tote Vögel oder überfahrene Katzen. Sie sehen „Fernsehtote“ oder hören, daß die Oma ihres Freundes gestorben ist. Kinder sind dann neugierig, wollen über diese Sache Wissen erwerben, sich damit auseinandersetzen. Die Reaktionen ihrer Umwelt deuten jedoch darauf hin, daß das Sterben etwas Erschreckendes, Bedrohliches ist, über das Erwachsene am liebsten nicht sprechen möchten. Kinder lernen also, daß man über den Tod nicht spricht und deshalb keine Fragen stellt.
Obwohl Eltern und Erwachsene manchmal nur spärliche Informationen geben und diese oftmals auch noch weitgehend inhaltslos sind, oder Spekulationen in viele Richtungen erlauben, machen sich Kinder dennoch eine Vorstellung vom Tod.

Die Nachbarin Frau Weber ist gestorben. Sie hat gleich im Haus nebenan gewohnt. Manuel und seine Mutter haben sich oft mit ihr über den Gartenzaun hinweg unterhalten. Der fünfjährige Manuel mochte die Nachbarin gerne. Er bekam immer Erdbeeren von ihr geschenkt, wenn sie im Garten war.
An einem Nachmittag im Juli kam das Sanitätsauto in die Straße gefahren. Die Nachbarin wurde abgeholt. Manuels Mutter beobachtete, wie sie, auf einer Trage liegend, aus dem Haus gebracht wurde. Frau Weber hatte die Augen geschlossen. Ein Sanitäter hielt eine Infusionsflasche in der Hand, Herr Weber ging neben der Trage her. Dann wurde sie in den Wagen geschoben. Herr Weber stieg auch mit ein. Das Auto fuhr mit Blaulicht und Martinshorn davon.
Am Nachmittag kam ihr Nachbar zurück, und sie erfuhr, daß seine Frau noch im Sanitätsauto verstorben war – ein Herzinfarkt.
Manuel stand neben seiner Mutter, während sie mit dem Nachbarn sprach. Bisher hatte Manuel noch nicht erlebt, daß ein Mensch, den er persönlich kannte, starb. Er stellt Fragen:
Wo ist Frau Weber jetzt? Ist sie jetzt tot? Was wird mit ihr gemacht? Warum ist sie gestorben? Kommt sie jetzt nicht mehr zurück? Wo kommt sie hin? Ist Herr Weber jetzt traurig?

Sie sammeln die wenigen Erklärungen, die ihnen gegeben werden und vereinigen sie zu einem Bild.
Eltern und andere Bezugspersonen tragen durch ihre Haltung maßgeblich dazu bei, daß ein Kind eine realistische Vorstellung von Tod und Sterben entwickeln kann und lernt, damit umzugehen.
Wie geht es Ihnen, wenn Ihr Kind Sie nach dem Sterben, dem Tod, der Trauer fragt?
Fragt Ihr Kind danach?
Sie sorgen für Ihr Kind und begleiten es durchs Leben. Am Anfang ganz nah, später mehr aus der Ferne. Sie zeigen ihm viel und lehren es viel. Sie „rüsten" es für das Leben. Sie freuen sich, wenn es wächst, sich entwickelt, wenn es sich zunehmend besser auskennt im Leben. Sie zeigen Ihrem Kind, was Ihnen wichtig erscheint, damit es sich, wenn es groß genug ist, selbst zurechtfindet, für sich sorgen kann, sein Leben selbst in die Hand nehmen kann.
Wenn Eltern ihrem Kind das ganze Leben zeigen wollen, darf der Tod nicht ausgespart bleiben, denn Anfang und Ende, Geburt und Tod gehören zum Leben. Das menschliche Leben ist ohne den Tod nicht denkbar. Wenn wir unsterblich wären, was würde das für unser Leben bedeuten? Weil wir sterben, sind wir eingebettet in den großen Lebenskreis. Das Leben kommt und geht, bei den Pflanzen, bei den Tieren, bei den Menschen. Wenn wir den Kindern gegenüber Tod und Sterben aussparen wollen, wenn wir sie davor beschützen wollen, können wir ihnen auch die Ganzheit des Lebens nicht zeigen.
Das Leben aller Menschen spannt sich zwischen den Polen Geburt und Sterben, dazwischen gibt es eine Fülle von Leben. Das gilt immer.

Geburt

Wir essen, wir trinken,
wir lachen, wir weinen, wir sind wütend,
wir fahren Fahrrad, wir arbeiten,
wir brechen uns ein Bein, wir verreisen,
wir streiten uns, wir versöhnen uns,
wir werden krank, wir werden gesund,
wir wachen auf, wir schlafen ein,
wir sind jung, wir werden alt …

Sterben

Mit Kindern über den Tod reden

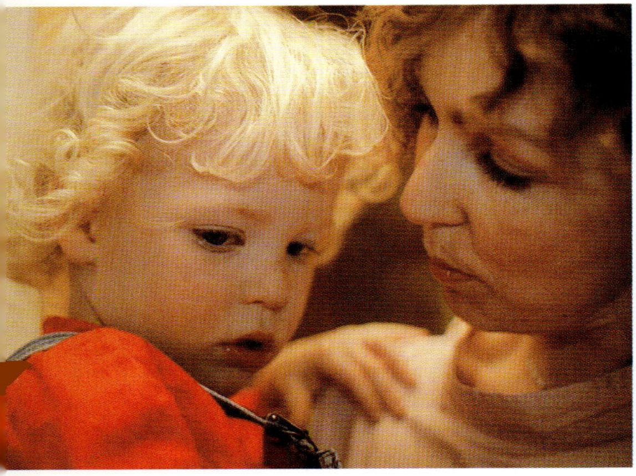

Wenn wir Kindern den Tod verschweigen oder ihnen ausweichende Antworten geben, wenn wir einen „Schutzvorhang" vor dieses Thema ziehen, können sie einen grundlegenden Zusammenhang des Lebens nicht begreifen. Wenn wir ihnen nicht helfen, über Tod und Sterben Wissen zu erwerben, wenn wir sie mit ihren Fragen alleine lassen oder keine Fragen zulassen, können sie Vorstellungen und Ängste über Tod und Sterben entwickeln, die schlimmer sind, als die Wirklichkeit selbst.

Der Tod bedeutet die endgültige Trennung von denen, die wir lieben. Trennung ist eine schmerzliche menschliche Grunderfahrung. Sie bedeutet oft Ungewißheit und Angst. Dennoch ist sie ein Impuls, eine Voraussetzung zur Weiterentwicklung. Eltern und Kinder erleben Trennung, erleben Wiederbegegnung alltäglich. Wenn Kinder in den Kindergarten gehen, wenn sie ins Krankenhaus müssen, wenn sie auf Ferienfreizeit gehen, wenn sie aus dem Haus gehen.

Sich trennen und wieder zusammenkommen sind bedeutsame Erlebnisse im Leben jedes Menschen. Trennen kann man sich von Menschen, von Orten, von Dingen, von Ideen, dadurch entwickeln Menschen sich, lernen neue Welten kennen, entwickeln neue Ideen, werden erwachsen, werden vielleicht weise.

Die letzte und endgültige Trennung, die Menschen vollziehen, geschieht beim Sterben. In unserer modernen, schnellebigen Welt haben Menschen oft keine Erfahrungswerte, kein tieferes Wissen, keine sichere Glaubens- oder Denkhaltung über das

Wenn Sie sich mit diesem Thema beschäftigen, kommen Ihnen vielleicht diese oder ähnliche Fragen in den Sinn:

Warum sterben die Menschen?
Wie ist es, wenn man stirbt?
Was hat das Leben für einen Sinn, wenn man trotzdem stirbt?
Gibt es ein Leben nach dem Tod?
Werde ich jung oder alt sterben?
Wo möchte ich begraben werden?
....?
....?

Jenseits, darüber, ob und wie es nach dem Tod weitergeht. Viele von uns Erwachsenen sind Tod und Sterben, dem Jenseits gegenüber, so unsicher wie ein kleines Kind im Kindergarten, das noch nicht sicher weiß, ob es wieder abgeholt wird und von wem.
Um Kindern die Ganzheit des Lebens nahezubringen, brauchen Eltern und auch andere Erwachsene eine Haltung, eine Einstellung, eine Überzeugung, einen Glauben gegenüber Tod und Sterben. Eine Haltung können Erwachsene sich erwerben, wenn Sie sich selbst mit Tod und Sterben befassen.
Mut gehört dazu, sich zu fragen, sich zu erinnern, darüber nachzudenken, mit anderen vertrauten Menschen darüber zu sprechen, Gefühle, die auftauchen, zuzulassen. Wenn Menschen das tun, wird das Unbehagen, die Unsicherheit beim Thema Tod, kleiner und das Leben vollständiger.

Wenn Kinder fragen

Wenn Ihr Kind Sie nach Tod und Sterben, nach dem Jenseits fragt, braucht es persönliche Antworten. Es müssen keine perfekten Antworten sein. Wichtig ist, daß Sie das Kind ernst nehmen, daß Sie versuchen, zu verstehen, was es interessiert, daß Sie auf die Fragen reagieren und im Gespräch bleiben.

Konkrete Fragen Ihrer Kinder brauchen konkrete Antworten

… „Das graue Auto da vorne? Das ist ein Auto, in dem Tote transportiert werden, vielleicht fährt es gerade zum Friedhof …“
… „Dieser Vogel ist nicht krank, er ist tot …“

Andere Fragen lassen oft vielfältige Antworten zu.
Dann können Sie sagen …
… was Sie zu der Frage des Kindes denken …
… „Ich weiß es nicht, aber ich denke darüber nach …“
… „Ich glaube … Mama glaubt … Opa glaubt …“
… oder Sie lesen Ihrem Kind eine Geschichte vor, die von seiner Frage handelt …
… oder Sie erzählen Ihrem Kind, wie das war, als Sie ein Kind waren und einen Tod erlebt haben …

Dafür ist niemand zu klein – Wie Kinder den Tod erleben

„Dafür seid ihr noch zu klein", diese Antwort bekamen die Kinder früher oft zu hören, wenn sie nach dem Tod fragten. Man gestand dem Kind, zumindest unter zehn Jahren, nicht zu, daß es trauern, daß es etwas vom Tod verstehen kann. Viele Erwachsene sehen das heute auch noch so. Daß dies aber ganz anders ist, wurde inzwischen erforscht. Auch kleine Kinder können schon trauern. Sie sind neugierig und wollen über alles etwas lernen, was in ihrer Lebenswelt vorkommt. Wenn das Kind noch klein ist, vielleicht mit zwei Jahren, fängt es an, zwischen tot und lebendig zu unterscheiden. In den folgenden Jahren lernt es, daß es verschiedene Formen und Ursachen von Tod gibt. Es lernt, welche Riten und Gebräuche bei einer Bestattung vollzogen werden. Es wird sich bewußt, daß der Tod für alle Lebewesen unvermeidlich ist. Schließlich kann es beginnen, Tod und Sterben in religiöse und philosophische Zusammenhänge zu stellen.

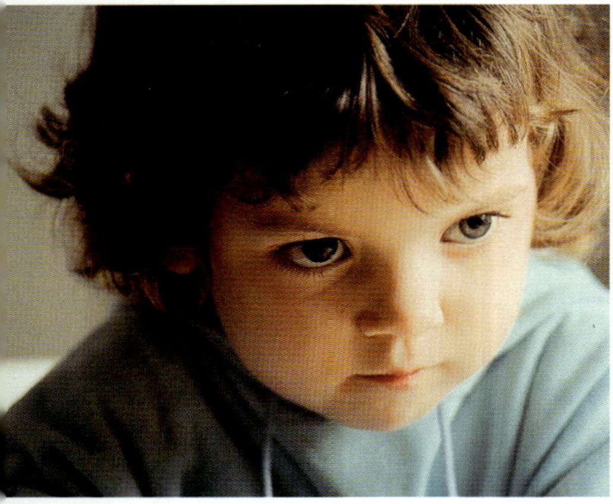

Die Vorstellungen, die ein Kind vom Tod haben kann, sind abhängig von seinem Alter, von der Reife seines Denkens, von der Persönlichkeit des Kindes. Ganz stark werden seine Vorstellungen von der Haltung der Eltern oder anderer erwachsener Bezugspersonen geprägt. Die richtigen oder falschen Erklärungen, die sie dem Kind über den Tod geben, wie sie das Kind bei Erlebnissen mit dem Tod begleiten, beeinflussen seine Vorstellungen vom Tod. Zunächst übernehmen Kinder die Todesauffassung ihrer Eltern. Erst mit der Pubertät, wenn sie sich stärker aus dem elterlichen Umkreis lösen, beginnen sie auch, in diesem Bereich für sich gültige Auffassungen zu suchen.

Unterschiedliche Altersstufen – der Blick weitet sich

Ein zweijähriges Kind, das schon einmal ein totes Insekt, einen toten Wurm oder ein anderes kleines totes Tier betrachtet hat, kann einen ersten Eindruck vom Tod haben. Eine wesentliche Voraussetzung dafür ist, daß die Erwachsenen ihm helfen, das Erlebnis zu verstehen und zu verarbeiten.

Fünfjährige Kinder können eine gewisse Endgültigkeit des Todes anerkennen, obwohl sie manchmal gleichzeitig denken, der Tod wäre nur vorübergehend und könnte

rückgängig gemacht werden, ähnlich wie eine Krankheit. „Totsein“ kann in diesem Alter also auch als zeitlich begrenztes „Wegsein“ begriffen werden. Kinder sagen manchmal : „Du sollst jetzt gleich tot sein!“ Die Gefühllosigkeit, die Eltern hinter einer solchen Aussage vermuten, schockiert sie Tatsächlich steht aber die Botschaft dahinter: „Du sollst weg sein, weil du mich im Moment störst.“
Bei über Sechsjährigen weitet sich der Blick auf das, was mit Tod verbunden ist. Die Kinder haben Interesse an Beerdigungen, an der Beschäftigung mit Gräbern, an den Gründen für den Tod wie Alter, Krankheiten, Gewalttaten. Sie ahnen, daß sie selbst auch einmal sterben müssen, haben jedoch Schwierigkeiten, dies anzuerkennen. Sie verstehen, daß man durch Unfälle oder Krankheiten sterben kann und haben Angst davor; diese Angst kann sich auch auf den möglichen Tod ihrer Eltern ausdehnen. Sie verbinden den Tod mit Trennung und Schmerz. In dem zunehmenden Maße, da sie sich mit Tod beschäftigen, überlegen sie sich auch, was nach dem Tod ist.
Schließlich entwickeln Kinder ein wirklichkeitsnahes Todesverständnis. Sie nehmen es hin, daß alle, auch sie, einmal sterben. Sie machen sich zunehmend eigene Gedanken über das, was nach dem Tod geschieht – auch unabhängig von dem, was ihnen bis dahin gelehrt wurde .

Haben sich Kinder ein vollständiges Todeskonzept gebildet, zeigen sie Mitleid und Einfühlungsvermögen, wenn andere durch einen Verlust betroffen sind. Mit dem Eintritt in die Pubertät fangen die Mädchen und Jungen an, alles zu hinterfragen, was sie in ihrer Welt erleben. Es beginnt eine Auseinandersetzung mit dem Dasein an sich.
Kinder setzen sich also in jeder Altersstufe mit dem Tod auseinander. Dabei sollten sie von uns unterstützt werden. Die Entwicklung eines Todesverständnisses kann sehr unterschiedlich verlaufen. Ein Kind, das mit vier Jahren den Tod eines nahestehenden Menschen erlebt hat, wird mit sieben Jahren ein anderes Verhältnis zum Tod haben, als ein Kind, das bis zu diesem Alter nur tote Tiere erlebt hat.
Von zentraler Bedeutung ist immer, wie ein Kind von den Eltern oder anderen nahestehenden Erwachsenen begleitet wird. Ob es Halt erlebt, welche Haltung ihm zu Tod und Leben vorgelebt wird, welche echten und ehrlichen Antworten ihm auf seine Fragen gegeben werden.

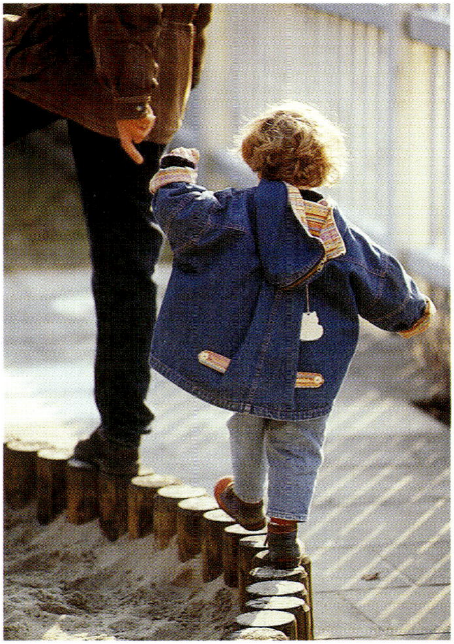

2 Kinder begegnen Tod und Trauer im Alltag

Der Alltag bietet viele Möglichkeiten, dem Tod zu begegnen, es ist nicht nötig, künstliche Situationen zu schaffen. Wir dürfen nur nicht wegschauen, sondern müssen unsere Augen scharf stellen!
Wenn wir mit Kindern spazierengehen, finden wir immer wieder einmal ein kleines totes Tier. Wenn wir nicht achtlos daran vorbeigehen oder gar mit den Kindern die Straßenseite wechseln, können wir beginnen, uns mit dem Tod auseinanderzusetzen. Indem wir versuchen, auf die Fragen der Kinder möglichst echte Antworten zu finden, helfen wir ihnen. Wir können Friedhöfe besuchen. Wir können beim Durchblättern der Zeitung die Fragen unserer Kinder zu Todesanzeigen, zu Unfällen beantworten. Wir können von früher erzählen und von dem, was wir selbst erlebt haben.

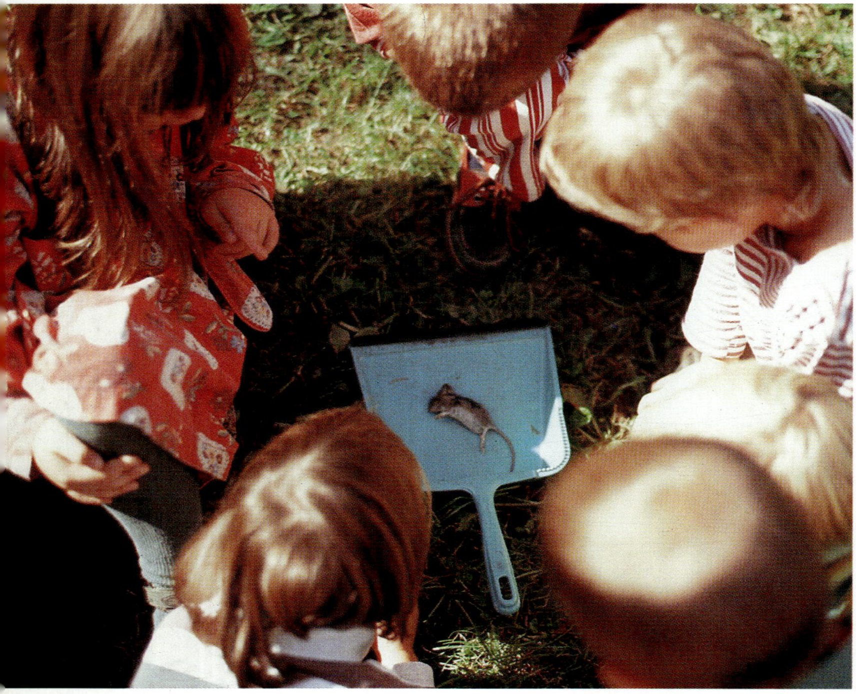

Kinder und Jugendliche, die sich mit dem Tod, mit dem Sterben auseinandersetzen, haben die Chance, einen wirklichkeitsnahen Todesbegriff zu entwickeln. Sie sind besser vorbereitet, „gerüstet“, wenn im engeren Familien- oder Freundeskreis ein Todesfall eintritt. Und sie können sich schließlich mit dem Leben in seiner Ganzheit auseinandersetzen.
In den folgenden Abschnitten finden Sie praktische Beispiele, wie Kinder im alltäglichen Leben, gleichsam an der Hand der Erwachsenen, dem Tod begegnen können.

Ein Besuch auf dem Friedhof

Um Kindern etwas über Tiere beizubringen, gehen viele Familien in den Zoo oder ins Naturkundemuseum. Im Planetarium lernen wir etwas über Sterne, im botanischen Garten über Pflanzen und im Völkerkundemuseum über Geschichte.
Über den Tod und das Leben von Menschen können wir auf einem Friedhof etwas lernen. Sicher gibt es auch in Ihrer Nähe einen Friedhof, den Sie mit Ihrem Kind besuchen können. Vielleicht pflegt Ihre Familie dort ein Grab oder jemand liegt dort begraben, den Sie oder Sie und Ihr Kind gekannt haben. Vielleicht kennen Sie auch niemanden, weil es für Sie ein fremder Friedhof ist, weil Sie in diese Stadt, in dieses Dorf umgezogen sind.

Wenn man bei uns über den Friedhof geht, so ist es dort meistens sehr still. Viele Gräber sind zu sehen und sie sind alle verschieden. Es gibt Grabmale aus Stein oder Metall, in vielen verschiedenen Formen. Es gibt Holzkreuze und Holzbretter. Auf den Inschriften ist zu lesen, wer dort begraben ist, die Ziffern sagen, wann der Mensch geboren und wann er gestorben ist. Josepha Kuhn, 1.04.1904 - 24.06.1994, steht da; die Frau wurde neunzig Jahre alt. Jemand hat ihr rote Rosen auf das Grab gestellt, wer das wohl war? Ein anderes Grab, drei Namen sind auf dem Grabstein eingemeißelt, Efeu rankt sich darum. Es ist ein Familiengrab. Zwei Frauen und ein Mann sind hier begraben – aus den Namen und den Zahlen kann man erkennen, daß der Mann und eine Frau miteinander verheiratet waren. Zuerst ist der Mann gestorben, fünf Jahre später die Frau. Die andere Frau, die dort begraben ist, trägt den gleichen Nachnamen, sie ist aber später geboren.
In der Nähe der Friedhofsmauer ist ein Grab, das ganz verwildert ist, die Blumen sind vertrocknet, das Gras wächst überall, das Holzkreuz ist umgefallen – dieses Grab wird nicht gepflegt.
Weiter hinten ist ein Grabmal, es ist aus Holz geschnitzt, eine Frau hat zwei Kinder um die Schulter gefaßt. Warum hat wohl die Verstorbene einen solchen Grabstein bekommen? Auf dem Grab nebenan sitzt ein Engel auf einem Sockel, er ist aus weißem Stein, Rosen sind mit abgebildet – er ist wunderschön.

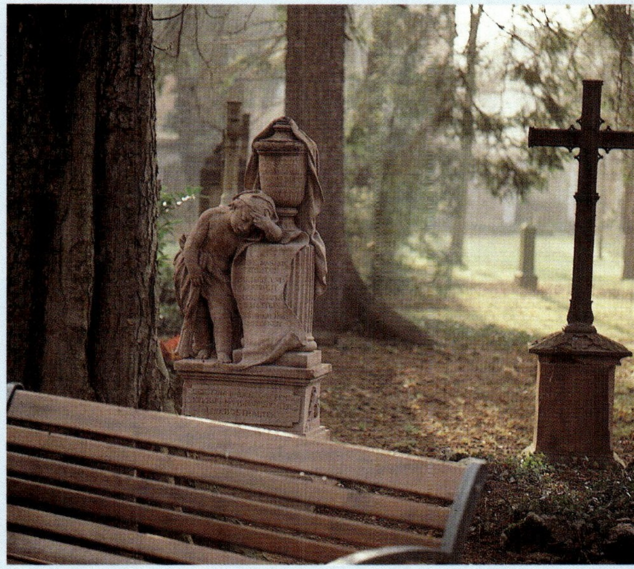

Ein Grab für den Vogel

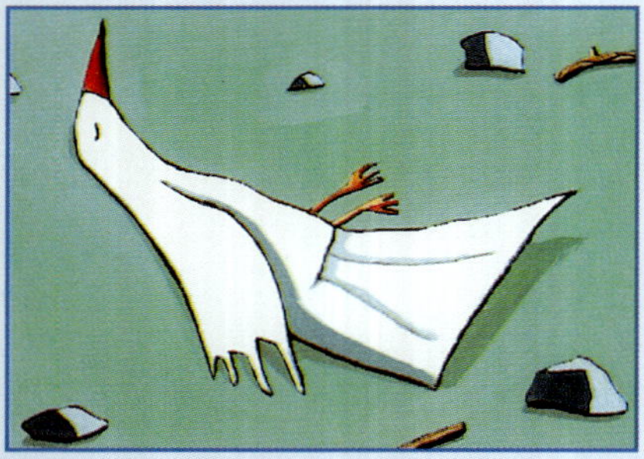

Sicher haben Sie mit Ihrem Kind auch schon einmal ein totes Tier gefunden. Diese kleine Geschichte erzählt, wie man ein solches Tier begraben kann. Sie können sie Ihrem Kind vorlesen und vielleicht darüber sprechen.

Manchmal finden wir auf der Wiese, dem Weg oder am Straßenrand ein totes Tier. Das kann eine Maus, ein Igel, ein Wurm, ein Vogel sein. Ein toter Vogel zum Beispiel. So einen toten Vogel kann man sich genau anschauen. Die Augen sind meistens zu. Wenn nicht, dann ist der Blick starr. Vielleicht ist schon der Körper steif. Dann wissen wir, daß der Vogel schon eine Weile tot sein muß. Er bewegt sich nicht mehr … er atmet nicht mehr … er ist ganz kalt. Warum ist er wohl gestorben? … Weil er krank war? … Weil die Katze ihn totgebissen hat? …Weil er von einem fahrenden Auto erfaßt wurde? …
So einen toten Vogel sollte man nicht mit bloßen Fingern anfassen. Vielleicht war er krank. Wir können ein großes Blatt nehmen und ihn damit anfassen, wenn wir ihn umdrehen oder hochheben wollen. Wenn der tote Vogel einfach so liegen bleibt, dann tritt vielleicht jemand auf ihn – lieber nicht. Wir können ihn begraben, dann hat er einen Platz, und wir wissen immer, wo er liegt. Wir sollten einen schönen Platz aussuchen, vielleicht unter einer Hecke oder im Garten …
Wir graben ein Loch. Wenn es tief genug ist, legen wir den toten Vogel hinein. Vielleicht polstern wir das Loch vorher ein bißchen mit Moos oder Blättern aus. Wenn der tote Vogel darin liegt, dann können wir noch Blumen oder Blätter über ihn streuen. Wir geben Erde darauf. Wir können Blumen pflücken oder Zweige brechen und sie auf das Grab legen, dann ist es geschmückt. Jeder kann jetzt erkennen, daß hier ein besonderer Ort sein muß. Wir können auch ein Schild schreiben oder einen Stein auf das Grab legen, damit andere auch lesen können, wer oder was hier begraben ist, dann wissen sie Bescheid.

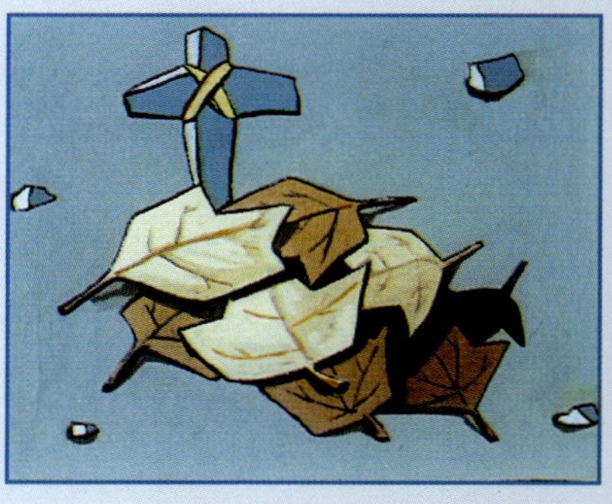

Manuel nimmt mit seiner Mutter Abschied von Frau Weber

Kinder können mit auf eine Beerdigung gehen, wenn sie dabei von einer vertrauten erwachsenen Person begleitet werden und wenn sie dies wollen. Es könnte dann so ähnlich sein, wie in unserer Geschichte. Hier geht es um Frau Weber. Von ihr haben wir schon gehört.

Die Nachbarin von Familie Ziegler, Frau Weber, ist gestorben. Davon haben wir weiter vorne schon gehört. Manuel kannte Frau Weber ganz gut. Sie hatte ihm noch vor ein paar Tagen Erdbeeren geschenkt. Nun ist sie so schnell und unerwartet gestorben. Auch den Mann von Frau Weber kennt er ganz gut.
Manuel hat seiner Mama viele Fragen gestellt: warum Frau Weber gestorben ist, wo sie jetzt ist, was mit ihr gemacht wird, wo sie jetzt hinkommt, wie ein Sarg aussieht, ob sie wieder kommt, ob die Mama auch sterben müsse ...
Seine Mama erzählte ihm vieles, auch, daß Frau Weber bald auf dem Friedhof beerdigt werde. Manuel sagte, er wolle auch zur Beerdigung mitgehen. Und seine Mama erlaubte es.
So gehen Manuel und seine Mutter an einem warmen Sommervormittag zur Beerdigung ihrer Nachbarin auf den Friedhof. Morgens hatten sie schon Blumen besorgt – Mama gelbe Rosen, Manuel einen Strauß mit bunten Löwenmäulchen, wie sie auch im Garten der Nachbarn wuchsen. Mama sagte: „Heute nehmen wir Abschied von Frau Weber."
Die beiden gehen zu Fuß zum Friedhof. Sie treffen auf ihrem Weg auch andere Leute aus ihrer Straße, die zur Beerdigung gehen.
Auf dem Friedhof geht Manuel an Mamas Hand. Viele Leute sind bereits da. Manuel kann nicht viel sehen, bis sie in der Nähe der Aussegnungshalle ankommen. Dort stellen sie sich hin und warten. Jetzt können sie den Sarg sehen, der mit vielen Blumen geschmückt ist. Er steht auf einer Art Wagen in der Halle. „In dem Sarg liegt Frau Weber jetzt", sagt Mama leise zu Manuel.
Herr Weber und noch einige andere Erwachsene und Kinder, die Manuel nicht kennt, stehen ganz nahe beim Sarg. Mama sagt, es seien Verwandte von Herrn und Frau Weber. Viele Leute haben Blumensträuße in der Hand, so wie Manuel und seine Mutter.

Dann kommt der Pfarrer und betet. Er spricht über das Leben von Frau Weber und wie sie so plötzlich gestorben ist. Während der Pfarrer redet, weinen viele Leute, auch Mama weint ein bißchen. Dann singen alle zusammen ein trauriges Lied, das Manuel nicht kennt. Aber seine Mama singt mit.
Zwei Männer kommen. Sie schieben den Wagen mit dem Sarg aus der Aussegnungshalle. Vorneweg geht der Pfarrer, dann kommt der Sarg, dahinter gehen Herr Weber und seine Verwandten. Manuel und seine Mutter stehen noch eine Weile da, während der Zug sich schon in Bewegung setzt. Der Sarg wird an ihnen vorüber geschoben. Herr Weber geht ganz nah an ihnen vorbei. Er sieht sehr traurig aus.
Dann schließen sich auch Manuel und seine Mama dem Zug an. „Was wird jetzt gemacht?" will Manuel wissen. Mama sagt: „Jetzt wird der Sarg zum Grab gefahren. Er wird an Seilen in die Erde hinuntergelassen. Und dann können wir Frau Weber die Blumen auf den Sarg werfen, ihr noch etwas wünschen und uns von ihr verabschieden."
Es dauert noch ziemlich lange, bis Mama und Manuel zu dem offenen Grab vorrücken können. So viele Leute sind gekommen, um von Frau Weber Abschied zu nehmen. Manuel fragt seine Mutter mehrmals: „Wie

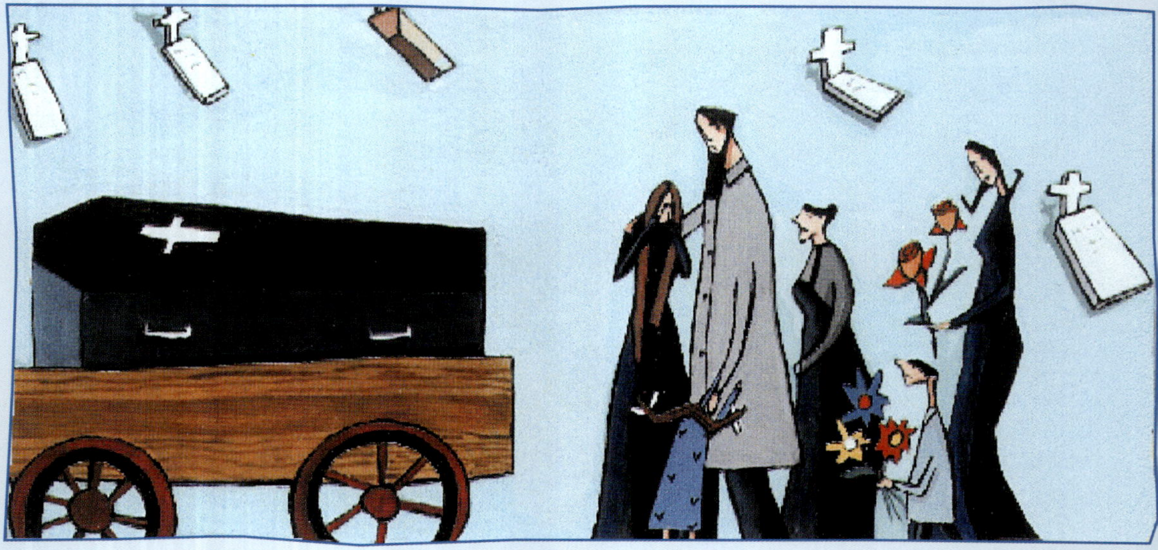

lange dauert es denn noch, bis wir dran sind?“ Am Grab wird auch noch eine Rede gehalten. Manuel hört nicht zu, er will jetzt endlich dran sein. Sie rücken langsam näher. Herr Weber steht neben dem Grab. Viele Leute geben ihm die Hand und sagen etwas zu ihm. Manuel fragt, was die Leute denn sagen würden. Mama antwortet: „Die Leute sagen, daß es ihnen leid tut, daß Frau Weber gestorben ist, oder etwas Ähnliches.“ Manuel fragt, ob seine Mama das auch tun werde. Sie hat das Herrn Weber aber schon gestern gesagt.
Endlich sind Manuel und seine Mutter am offenen Grab angelangt. Sie schauen hinein. Da ist der Sarg ziemlich weit unten in der Erde. An der Seite sind Bretter und Seile. Auf dem Sarg liegen schon viele Blumen. Manuel und seine Mutter werfen ihre Blumen auch hinein. Manuels Mutter flüstert zum Grab hin, so, daß Manuel es gut hören kann: „Frau Weber, wir wünschen Ihnen eine gute Reise, wohin Sie auch gehen. Sie waren uns eine gute Nachbarin. Es ist sehr traurig, daß Sie schon gestorben sind.“ Und zu Manuel sagt sie: „Du kannst dich noch für die Erdbeeren bedanken.“ Und da sagt Manuel: „Danke für die Erdbeeren, Frau Weber.“ Dann gehen sie zu Herrn Weber, Manuels Mutter gibt Herrn Weber die Hand und schaut ihn an. Manuel steht dabei, Herr Weber sieht ihn an. Er lächelt ihn aus seinem verweinten Gesicht heraus an und sagt: „Danke, daß du gekommen bist.“
Manuel geht mit seiner Mutter langsam nach Hause. Sie sprechen noch über Frau Weber. Darüber, daß der Körper von Frau Weber jetzt im Grab liegt und ihre Seele vielleicht eine Reise macht. Wohin? Das wisse niemand so ganz genau, meint seine Mama. „Ich glaube“, sagt sie, „daß sie in eine Welt geht, die ganz anders ist als unsere. Eine Welt mit viel Licht. Alles ist sehr leicht dort.“ Und Manuel sagt, er glaube, sie sei in einer Welt, wo es ganz viele Blumen gäbe und vielleicht auch Erdbeeren.

Der Jahreskreis

Im Jahreskreis gibt es Geburt und Tod, Kommen und Gehen, Wachsen, Werden, Verwelken und Verfallen. Sie können dies zusammen mit Ihren Kindern in der Natur beobachten. Vielleicht wählen Sie dazu einen Platz, einen Ort oder einen Weg, den Sie während des Jahres gemeinsam immer wieder einmal besuchen.
Sie können die folgende Betrachtung Ihrem Kind vorlesen und darüber sprechen.

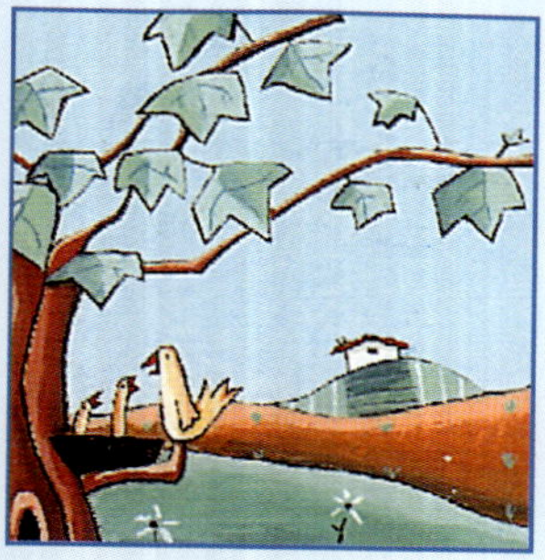

Im Frühling ist die Erde noch kalt und feucht, die Bäume und Büsche sind kahl und schwarz. Aber bald schon, auch wenn noch Schnee liegt, beginnt sich die Natur zu regen. Schneeglöckchen heben zart und weiß ihre Köpfchen aus dem Boden. Das Gras beginnt, sich zu heben, zu wachsen. Die Krokusse sprießen aus dem Boden, erst noch klein und versteckt, dann entfalten sie sich zu bunten Köpfen. Die Weidenkätzchen lugen aus den Bäumen, schwellen an, bis sich das erste Grün der Blätter zeigt. Überall steigt der Saft in den Bäumen auf. Die Zweige strecken sich, treiben mit großer Kraft ihre Blätter aus. Die Vögel sind wieder zu hören. Schon im ersten Morgengrauen beginnen sie zu singen. Die Tage werden länger. Die Bäume beginnen, weiß und rosa zu blühen. Sie duften und ziehen damit die Bienen und andere Insekten an, die aus den Blütenkelchen den Nektar saugen. Ein leichter Wind ist manchmal zu spüren. Das Leben um uns schaukelt dabei ganz leicht. Es ist herrlich, sich in die grüne Wiese zu legen. Sie ist manchmal noch ein bißchen feucht. Dann riecht das Gras besonders gut. Alles wächst und alles strebt zur Entfaltung hin, immer höher, immer prächtiger. Die ersten Schmetterlinge gaukeln durch die Luft. Da, ein Zitronenfalter!
Der Sommer zieht ein. Die Sonne scheint immer wärmer. Manchmal brennt sie uns geradezu auf der Haut. Die Blätter werden dunkelgrün. Aus vielen Blüten formen sich kleine Fruchtansätze. Andere Blumen blühen jetzt. Die Farben werden leuchtender im Sonnenlicht. Die ersten Früchte sind reif. Die Johannisbeeren und Erdbeeren in den Gärten wer-

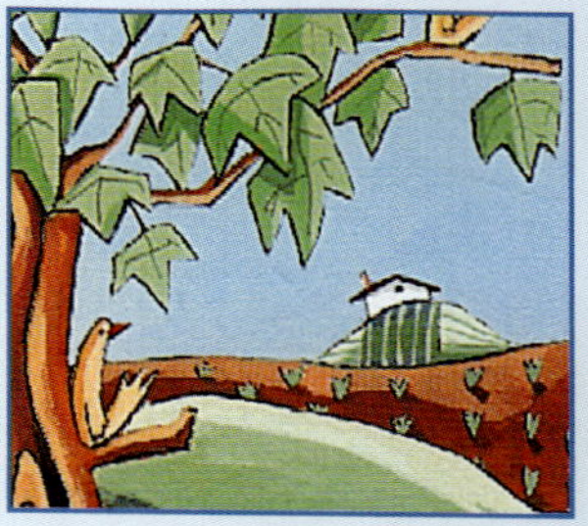

den ganz rot. Sie schmecken wunderbar süß. Die Vögel haben ihre Nester gebaut. Sie sitzen darin und brüten auf ihren Eiern. Die Tage werden immer heißer. Manchmal zittert die Luft von der vielen Wärme, die uns umgibt. Der Boden trocknet aus. Alles erscheint uns staubig. Die Hitze steht. Plötzlich ziehen Wolken auf, türmen sich. Große graue Wolken verdunkeln die Sonne. Von fern ein Grollen. Ein Gewitter zieht auf. Wir suchen Schutz in einer Hütte. Es blitzt grell auf. Der Donner geht uns durch den ganzen Körper. Immer wieder blitzt und donnert es. Der Regen fällt schwer. Der Boden kann das ganze Wasser nicht aufnehmen. Es strömt in Bächen über die Wege. Dann ist wieder die Sonne da. Um uns dampft es aus dem Boden. Die Erde riecht ganz besonders.

Auf den Feldern wird das Korn gelb. Die Bienen sind emsig unterwegs, Nektar zu sammeln. Alles reift, viele Früchte und Gemüsearten werden geerntet.

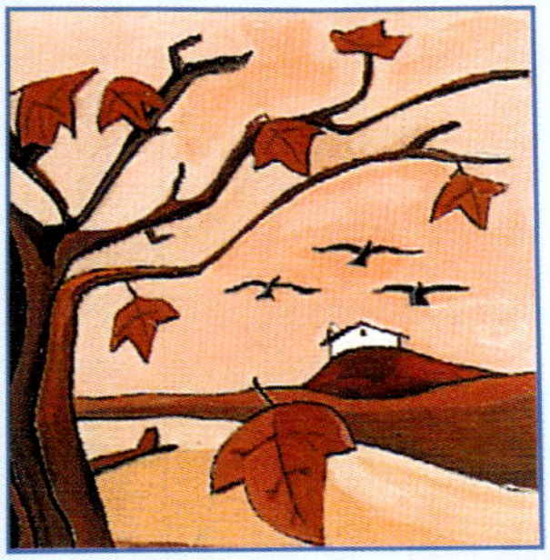

Langsam wird es Herbst. Die Zwetschgen leuchten blau, die Äpfel rot und gelb an den Bäumen. Nüsse gibt es. Die Eichhörnchen sammeln sie ein. Die Bäume sind noch grün. Aber mit jedem Tag, mit jedem Windhauch färben sich die Blätter, bis schließlich überall die Wälder bunt sind. Ein besonderes Licht umgibt uns oft an den Herbsttagen. Die Farbe des Himmels, die Farben der Herbstblumen und der Blätter leuchten dadurch noch schöner. Am Morgen und am Abend, wenn die Tage kürzer werden, steigt der Nebel auf. Es wird feucht. Überall wird geerntet – Äpfel, Kartoffeln, Nüsse, Weintrauben. Vieles wird eingekellert und verarbeitet, damit die Menschen im Winter Nahrung haben. Die Herbststürme kommen. Der Wind bläst so stark durch die Bäume, daß sich die Blätter taumelnd von den Bäumen lösen und zu Boden sinken. Mit dem vielen Regen ändert sich ihre Farbe. Sie werden braun und schließlich der Erde gleich. Die Säfte der Bäume sinken. Die letzten Herbstblumen verblühen. Mit dem ersten Nachtfrost geht alles dahin. Rauhreif liegt an manchen Morgen auf der Welt. Dann glitzert und funkelt es.

Dann ist es Winter. Alles ruht. Außer den Raben sind kaum Vögel zu sehen. Die Erde ist braun, die Bäume und Sträucher stehen kahl. Fällt Schnee, so ist alles wie verwandelt. Der Schnee wirft ein besonderes Licht. Schritte sind sehr gedämpft zu hören. Alles wird leiser, stiller. Stillstand. Ruhe. Die Tiere und Menschen überleben durch die Nahrung, die im Sommer und Herbst geerntet wurde. Sieht man die kahlen Zweige eines Baumes, so ist es kaum faßbar, daß dieser im Sommer über behangen war. Dies wird wieder so sein. Am Ende des Winters ist diese Vorstellung besonders schwierig. Und dennoch: Das Licht wird heller. Die Erde ist noch kalt und feucht, die Bäume und Büsche sind noch kahl. Aber bald schon, auch wenn noch Schnee liegt, beginnt die Natur, sich zu regen ...

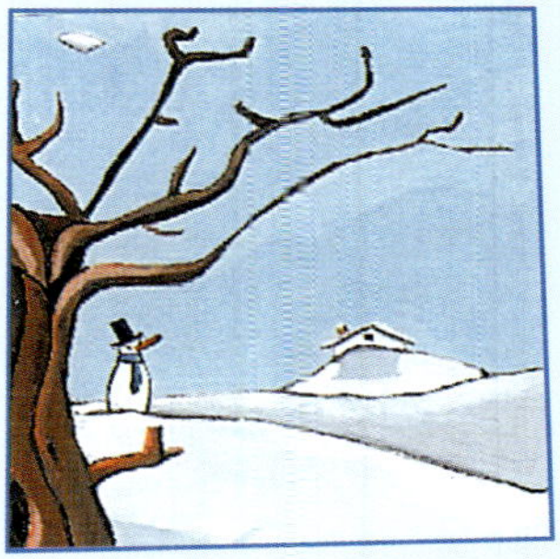

Opa erzählt, wie es früher war

In dieser Geschichte erzählt ein Großvater seiner Enkelin, wie er als Kind den Tod seiner Oma erlebte. Diese Geschichte soll für Sie eine Anregung sein. Vielleicht fällt Ihnen dabei ein, was Sie im Zusammenhang mit Tod und Sterben schon erlebt haben und erzählen Ihrem Kind davon. Sie können diese Geschichte Ihrem Kind auch vorlesen, um einige seiner Fragen zu beantworten und mit ihm ins Gespräch zu kommen.

Andreas Opa erzählt immer ganz spannende Geschichten. Geschichten aus der Zeit, als er noch jung war. Jetzt weiß Andrea, daß er als Kind immer eine Stunde zur Schule laufen mußte. Im Winter war der Schnee manchmal so hoch, daß er ihm bis über die Knie ging. Er hatte nur ein Paar Lederschuhe. Alle anderen waren aus Holz. Im Sommer ging er immer barfuß ...

Vor einer Woche ist ein Mann gestorben, der in Opas Straße wohnte. Er war schon alt. Opa hatte erzählt, daß sein Nachbar wohl bald sterben werde. „An was?" hatte Andrea gefragt. „Ach, weißt du", antwortete Opa, „wahrscheinlich an Altersschwäche." „Altersschwäche? Was ist denn das?" wunderte sich Andrea, und Opa meinte: „Wenn jemand sehr alt ist und sein Leben gelebt hat, dann stirbt er halt irgendwann an Altersschwäche."

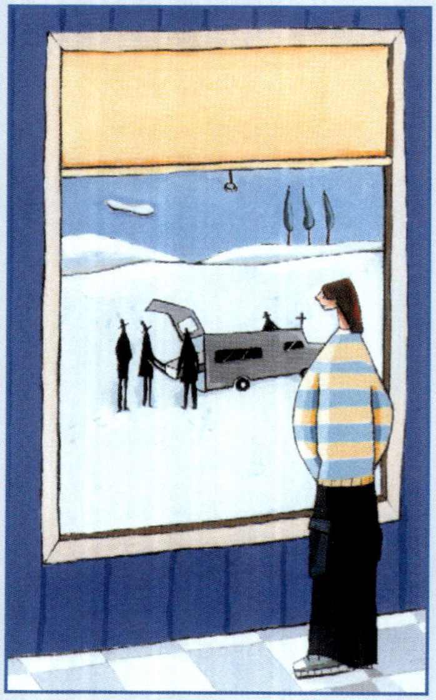

Als Andrea mittags vom Kindergarten kam, erzählte ihr Opa, daß vor einer Stunde der Hausarzt bei seinem Nachbarn gewesen wäre und dessen Tod festgestellt habe. „Ist er jetzt wirklich an Altersschwäche gestorben?" fragte sie. „Ja, sein Herz hat aufgehört zu schlagen, an irgend etwas muß der Mensch ja sterben, wenn er so alt ist." Noch während Andrea mit ihrem Großvater redete, fuhr auf der Straße ein großes graues Auto vor. Es dauerte nicht lange, da kamen zwei Männer mit einem Sarg aus dem Haus. Den trugen sie zum Auto, schoben ihn hinein und fuhren davon. Andreas Opa sah ganz traurig aus und sagte: „Also weißt du, früher war das alles anders." „Wie war es denn früher mit den toten Leuten?" fragte Andrea neugierig. Da erzählte Opa folgende Geschichte:

„Vor vielen Jahren, als ich ein Kind war, da starb meine Oma. Das war so: Sie wohnte bei uns zu Hause. Einmal, ich glaube es war an einem Nachmittag im Herbst, klagte sie, daß ihr schlecht wäre und sie sich hinlegen wolle. Am Abend rief sie dann meine Mutter. Sie sagte zu ihr, daß sie glaube, sie könne nicht mehr aufstehen. Sie war sich sicher, daß sie bald sterben würde. Meine Mutter hat allen Kindern, die meine Oma hatte, also den Geschwistern meiner Mutter, Bescheid gesagt. Oma wollte alle aus der Familie noch einmal sehen. Am Abend kam gleich meine Tante mit ihrer Familie vorbei. Sie hatte drei Kinder. Sie ging zuerst alleine zu meiner Oma ans Bett und setzte sich zu ihr. Lange haben sie miteinander gesprochen. Meine Tante weinte immer wieder.

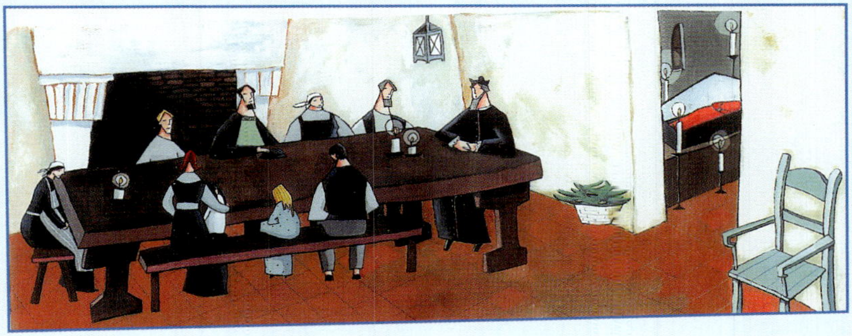

Am nächsten Morgen habe ich meine Mutter gefragt, ob Oma noch lebt und ob sie wirklich sterben werde. ‚Ich glaube schon', hat meine Mutter geantwortet. Meine Mutter, mein Vater und meine Tante hatten in der Nacht abwechselnd bei meiner Oma gewacht. Von nun an saß immer jemand am Bett meiner Oma. Am Nachmittag rief meine Mutter nach mir. Oma wolle mich noch einmal sehen. Als ich mich zu ihr ans Bett setzte, war es für mich ganz komisch. Meine Oma hatte viele Kissen hinter ihren Rücken gesteckt, so daß sie fast im Bett saß. Sie war weiß im Gesicht. Ihre Nase war spitzer als sonst, und ihre Augen glänzten so seltsam. Sie nahm mich bei der Hand und sah mich ganz fest an. Ich solle brav sein und auf meine Mutter hören, sagte sie zu mir. Irgendwie war ich dann wieder draußen vor der Tür und bin mit dem Nachbarskind spielen gegangen. Abends hat dann meine Mutter meinen Vater losgeschickt, um den Pfarrer zu holen. Der kam dann auch und ging zu meiner Oma ins Zimmer. Am nächsten Morgen weckte mich meine Mutter. Sie weinte und sagte, daß die Oma in der Nacht gestorben sei. Ihre Stimme war ganz leise. Ein bißchen zitterte sie auch. Ich fragte, ob ich sie anschauen dürfe. ‚Später', hat sie gesagt, ‚wenn wir sie fertig gemacht haben.' Ich saß dann mit meiner Tante in der Küche. Alle waren so traurig bei uns im Haus. Ich habe auch geweint.
An dem Morgen waren viele Leute bei uns zu Hause. In unserer guten Stube wurde alles zur Seite geräumt. Die Töchter meiner Oma, also meine Tanten und meine Mutter, haben meine Oma gewaschen und ihr das beste Kleid angezogen, das sie besaß. Sie kämmten ihr auch die Haare und richteten ihr die Frisur. Weißt du, meine Oma hatte so einen geflochtenen langen weißen Zopf. Und der wurde ihr wie ein Kranz um den Kopf gelegt. Die Hände meiner

Oma hatten sie gefaltet und ein Rosenkranz war hineingeschlungen. Sie wurde zuerst auf ein Totenbrett gelegt, denn der Sarg mußte erst gemacht werden. Die Särge hat bei uns der Schreiner gebaut. Der Schreiner kam und hat gemessen, wie lang der Sarg sein sollte. In der Stube wurden Kerzen aufgestellt und angezündet.
Am Abend durften wir Kinder in die gute Stube gehen. Es waren ganz viele Leute aus der Nachbarschaft und die ganze Familie meiner Oma da. Einige sahen sehr traurig aus und weinten. Ich war auch traurig, als ich meine Oma so tot daliegen sah. Ihr Gesicht sah ganz anders aus. Sie war ganz bleich, fast wie aus Wachs.
Am nächsten Tag hatte der Schreiner den Sarg gebracht, und meine Oma wurde hineingelegt. Unter ihren Kopf wurde ein kleines Kissen gelegt, das war mit Hobelspänen gefüllt. Meine Oma war zwei Tage dort in der guten Stube aufgebahrt. Immer haben die Kerzen gebrannt und immer waren Leute da. Sie saßen dort, beteten und wachten bei ihr. Die Totenwache nannte man das.
Dann kam der Tag, an dem sie begraben wurde. Der Pfarrer kam zu uns ins Haus. Alle Verwandten und viele Leute aus unserem Dorf und auch aus den anderen Dörfern kamen. Der Deckel wurde auf den Sarg gelegt und zugenagelt. Dabei haben viele ganz arg geweint, auch dann, als der Sarg aus unserem Haus hinausgetragen wurde. Im Hof wurde der Sarg noch einmal abgestellt. Der Pfarrer hielt eine Ansprache. Er erzählte, daß in diesem Haus vor 83 Jahren meine Oma geboren wurde, daß sie hier gelebt hatte und nun auch hier gestorben ist.
Vier Männer aus unserer Nachbarschaft haben den Sarg auf ihre Schultern genommen und ihn zur Kirche getragen. All die Leute, die da waren, sind hinter dem Sarg her zur Kirche gegangen. Der Sarg wurde in die Kirche getragen und im Mittelgang abgestellt. Als die Totenmesse aus war, sind alle zum Friedhof gegangen. Der Pfarrer ging vorneweg. Dann kamen die Männer mit dem Sarg, dahinter die Verwandten und dann alle anderen Leute. Auf dem Friedhof wurde der Sarg mit meiner toten Oma in die Erde gelassen. Ja, aber das ist jetzt schon lange her ... “

„Hast du auch geweint, Opa?“ „Natürlich habe ich auch geweint, und ich war immer wieder traurig, wenn ich an meine Oma gedacht habe ... “ „Bist du heute auch noch traurig, wenn du an sie denkst?“ ... „Nein, schon lange nicht mehr. Als eine Zeit vergangen war, sind mir immer wieder einmal Sachen eingefallen, die meine Oma mir erzählt hat oder die ich mit ihr erlebt habe, da habe ich immer gerne daran gedacht. Und das tue ich manchmal heute noch.“

Und wie ist es heute?

In unserem Kulturkreis gibt es kaum noch festgelegte Gebräuche und Rituale, die uns helfen, wenn jemand stirb, trauert, oder gestorben ist. Der Umgang mit Sterbenden, den Leichen und den Toten ist nicht mehr vertraut; er wird als beängstigend erlebt und möglichst vermieden.
Wenn Sie mit Ihren Kindern unsere „Opa-Geschichte" gelesen haben und Ihre Kinder Sie fragen, wie es denn heute ist, so können verschiedene Antworten gegeben werden.
Ihre Antworten werden von Ihren Erfahrungen, Ihrer persönlichen Haltung, Ihrem Glauben, Ihrem Wissen abhängen.
Im folgenden finden Sie einige Fragen und Stichworte, die Ihnen dabei helfen können, Ihren Kindern zu beschreiben, wie heute, in Ihrer Familie, in Ihrem Lebensumkreis, mit Tod und Sterben umgegangen wird und welche Einstellungen Sie zu diesem Thema haben.

Wo sterben heute die Menschen?

Zu Hause ... im Krankenhaus ... im Pflegeheim ... im Hospiz ...

Wer ist bei den Sterbenden?

Angehörige ... Freunde ... Krankenschwestern ... Pflegepersonen ... HospizmitarbeiterInnen ... Pfarrer/PastorInnen ...

Wie werden Sterbende begleitet?

Gespräche ... Abschiedsworte ... letzte Worte ... Hände halten ... Blicke ... da sein ... Gebete ... Schmerzen lindern ... Pflegehandlungen ...

Was muß getan werden, wenn jemand gestorben ist?

Feststellung des Todes – Totenschein ... Erdbestattung oder Verbrennung ... Trauerfeier – Totenmesse ... Bekanntmachung – Todesanzeige ... Bestattungsinstitut ... Welche Kleidung soll der Verstorbene tragen ... Aufbahrung – zu Hause – Aussegnungshalle ... Sarg – Blumenschmuck ... Totenwache ... Friedhof – Grab ... Gestaltung der Trauerfeier – Bestattung ... Leichenschmaus ...

Wie wird der Toten gedacht?

Grabpflege ... Gedenktafeln ... Feier der Gedenktage ... Seelenmessen ...

Ein Familienstammbaum

Das Leben eines einzelnen Menschen ist zeitlich begrenzt. Wir sind jedoch alle in eine Generationenfolge eingebunden. Sie beginnt lange vor uns und weist in die Zukunft. Wenn Sie mit Ihrem Kind einen Familienstammbaum zeichnen, können Sie ihm zeigen, welchen Platz das Kind, die Eltern, andere Personen in der Generationenfolge einnehmen und welche verwandtschaftlichen Beziehungen es zwischen den einzelnen Personen gibt. Auch Verstorbene haben dort ihren Platz.
Die folgende Geschichte können Sie Ihrem Kind vorlesen. Hier erzählt Veronika von ihrer Familie. Vielleicht bekommt Ihr Kind Lust zu malen.

Ich bin Veronika, ich bin acht Jahre alt. Ich lebe mit meiner Mama, meinem Papa und meinem Bruder Wolf in Schweinfurt. Meine Mama heißt Christiane, sie hat früher mit ihren Eltern und Geschwistern in Bamberg gewohnt. Sie hat drei Geschwister, einen Bruder, das ist mein Onkel Robert, und zwei Schwestern, Tante Lisa und Tante Regina.
Meine Oma Luise, die Mama von meiner Mama, ist schon gestorben. Vor zwei Jahren war das. Sie war im Krankenhaus wegen ihres kranken Herzens. Dann ist sie aber doch gestorben. Ich hatte die Oma Luise sehr gerne. Sie konnte so schöne Geschichten von früher erzählen.
Mein Opa Georg wohnt noch immer in Bamberg. Mein Onkel Robert und seine Familie wohnen auch da. Fast jedesmal, wenn wir den Opa besuchen, gehen wir mit ihm zusammen auf den Friedhof, zum Grab von der Oma Luise. Einmal hat er mir auf dem Weg dahin erzählt, wie er und die Oma sich kennengelernt haben.
Mein Papa heißt Josef. Er hat einen Bruder und eine Schwester, meinen Onkel Martin und meine Tante Marlene. Die wohnen alle ziemlich weit weg. Meine Tante Marlene wohnt sogar in einem anderen Land, es heißt Mexiko. Sie arbeitet da. Manchmal bekommen wir Post von ihr. Einmal kam eine Postkarte mit einem Vulkan darauf. Der Vulkan heißt Popocatépetl. Wolf und ich haben über diesen Namen sehr gelacht.
Die Eltern von meinem Papa wohnen nicht ganz so weit weg, nämlich in Hauzendorf bei Passau. Manchmal fahren wir da hin und machen Urlaub bei der Oma Rosi und dem Opa Sepp. Der Onkel Martin wohnt ein paar Häuser weiter und hat einen Bauernhof. Da können wir im Sommer immer mithelfen. Der Onkel Martin und seine Frau, die Tante Olga, haben drei Kinder, die Susi, den Franz und die Maxi. Mit denen spielen wir immer.

Die reden alle ganz anders als wir, so niederbayrisch. Wolf und ich versuchen dann, auch so zu sprechen.
Eigentlich hat mein Papa noch einen Bruder gehabt, aber den hat er gar nicht gekannt, weil der schon als kleines Kind gestorben ist. Die Oma Rosi hat in ihrem Wohnzimmer ein Bild von dem Kind stehen, es hieß Karli und ist nur zwei Jahre alt geworden. Als die Oma mir erzählt hat, was mit dem Karli passiert ist, war sie ganz traurig. Der Karli ist nämlich in den Bach hineingefallen, der ganz in der Nähe vom Opa und der Oma vorbeifließt, und ist ertrunken. Wenn wir bei dem Bach spielen, sagt die Oma immer zu uns: „Paßt bloß auf, daß ihr nicht in den Bach reinfallt." Dabei sind wir doch schon groß, und das Wasser geht uns nicht mal bis zu den Knien. Aber die Oma hat noch immer Angst.
Auf dem Bild könnt ihr uns alle sehen, mich, meinen Bruder, meine Eltern und die Familien von meinen Eltern. Ich habe Bilder von uns in die Baumkrone gemalt, und ihr könnt sehen, wie wir zusammengehören. Meine Ururgroßeltern und meine Uronkel und Urtanten habe ich nach unten in den Baumstamm und in die Erde gemalt. Meine Oma Luise und der kleine Karli sind auch schon gestorben, die habe ich nach oben und nach unten gemalt, weil,
die gehören ja irgendwie auch zu unseren Familien, sie sind halt schon gestorben.
Ich habe mir vorgestellt, daß die Toten ihren Platz im Baumstamm und in der Erde haben.

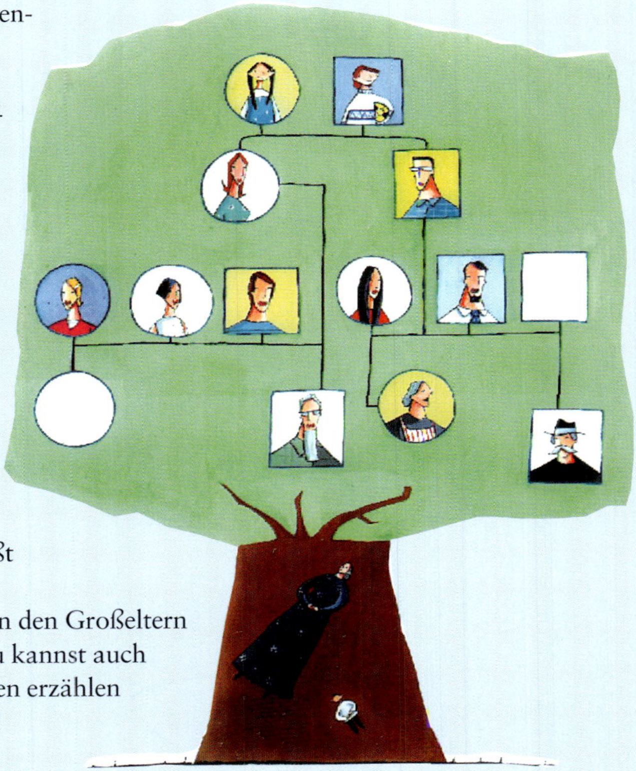

Vielleicht möchtest du von deiner Familie auch einmal so ein Bild machen, so etwas heißt Familienstammbaum.
Deine Eltern können dir dazu Geschichten von den Großeltern und von den Tanten und Onkeln erzählen. Du kannst auch deine Großeltern fragen, was sie über ihr Leben erzählen können. Was sie von ihren eigenen Eltern und Großeltern noch wissen, wie sie gelebt haben, wie sie gestorben sind. Ich finde das immer sehr interessant.

Erinnerungen, Stimmungen und Rituale – Wie der Verstorbenen gedacht wird

Wir möchten Sie in diesem Abschnitt anregen, darüber nachzudenken, wie bei uns der Toten, der Verstorbenen gedacht wird. Meist geschieht dies bei uns durch persönliche Erinnerungen und, in der größeren Öffentlichkeit, durch sogenannte „Totengedenktage".
In christlichen Kreisen werden für die Verstorbenen oft am Sterbetag Seelenmessen gelesen. An Allerheiligen und Allerseelen wird durch Kirchgänge, Gebete und Besuche auf dem Friedhof der Toten gedacht. Die geistige Beschäftigung mit den Verstorbenen steht dabei im Vordergrund, oft herrscht dabei eine getragene, manchmal auch eine traurige Stimmung.
In anderen Kulturen, in anderen Ländern, wird der Toten in anderer Weise gedacht. Anselma kommt aus Mexiko. Sie erzählt Ihnen, wie in Mexiko das Fest „Los dias de muertos" gefeiert wird.
Sie können diese Geschichte Ihrem Kind vorlesen und ihm, wenn es weiter daran interessiert ist, erzählen, wie in Deutschland der Toten gedacht wird. Vielleicht regt diese Geschichte Sie dazu an, weitere Formen oder Rituale zu finden, wie Sie mit Ihrer Familie, mit Ihren Freunden, in einer sinngebenden und tröstenden Weise Ihrer Toten gedenken können.

Los dias de muertos – Anselma erzählt

Einmal im Jahr feiert man in Mexiko „Los dias de muertos", auf deutsch heißt das „Die Tage der Toten". Dieses Fest dauert drei Tage, es wird am 31. Oktober vorbereitet – es gibt viel vorzubereiten. Am 1. und 2. November wird gefeiert. Für diese Tage bereiten die Familien für ihre Verstorbenen ein großes Fest vor und laden die Toten dazu ein.
In den Häusern bauen die Familien „ofrendas" auf, das sind Altäre, für alle Verstorbenen ihrer Familie. Auf Tischen wird buntes Seidenpapier ausgelegt, aus dem verschiedene Muster ausgeschnitten sind. Meistens sind es Totenschädel. „Calacas", das heißt auf deutsch „Skelette". Aus Draht und Pappmaché basteln wir Calacas, die wir an der Decke aufhängen. Skelette und Totenschädel sind in Mexiko nichts Erschreckendes, sondern eher

etwas Lustiges. Es gibt viele lustige Zeichnungen von Skeletten: Skelette beim Fahrradfahren, beim Straßenkehren, beim Musikmachen ...
Auf den Altar werden viele Speisen und Getränke gestellt, die der Verstorbene gerne mochte. Auch seine Lieblingsspeise wird zubereitet. Die Menschen ziehen festliche Kleider an oder Kleider, in denen sie der Verstorbene besonders gerne gesehen hat. Auch Fotos von dem Verstorbenen werden auf den Altar gestellt. Vor dem Fest werden Körner in Schalen und Schüsseln ausgesät. Die sind dann bis zu dem Fest aufgegangen und ein Stück gewachsen. Diese stellen wir ebenfalls auf den Altar. Es wird Weihrauch verbrannt. Kerzen werden angezündet. Auf dem Altar sind jetzt die vier Elemente dargestellt. Die Kerzen als Symbol für das Feuer, Wasser, Weihrauch für den Wind, Blumen als Symbol für die Erde. Alles wird sehr schön geschmückt und hergerichtet. Vom Altar bis zur Straße oder zum Garten legen wir einen Teppich aus leuchtenden gelben Blumen aus, der „cempazùchitl" heißt.
Durch den Geruch des Weihrauches, der Blumen und seiner Lieblingsspeisen rufen wir den Toten. Der gelbe Blumenteppich ist dafür da, daß der Tote den Weg in das Haus hineinfindet.

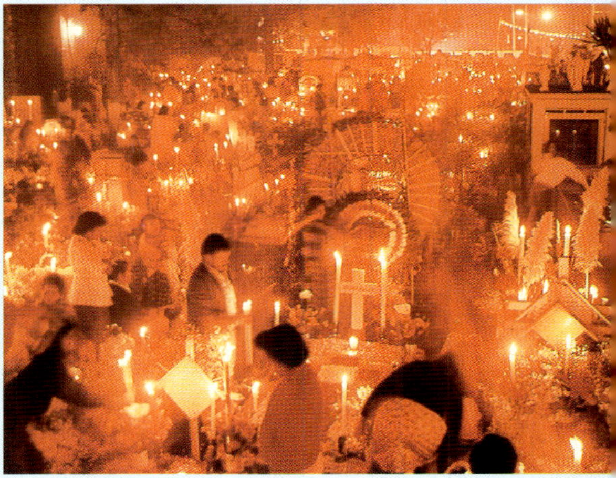

Dann werden die Lieblingslieder des Toten gesungen. Das sind fröhliche Lieder. Es wird gegessen, getrunken und getanzt. Manchmal liegt auf dem Altar auch eine symbolische „Leiche". Die Leute kaufen dafür neue Kleidung und füllen sie mit Brötchen auf. Diese ausgestopfte „Puppe" wird dann auf den Altar gelegt, so daß es aussieht, als ob wirklich jemand dort liegt. Diese Brötchen werden extra von den Bäckereien gebacken, sie heißen „pan de muertos", das heißt auf deutsch „Brot der Toten". Es sind kleine Hefeteigbrötchen, die oben mit einer Kugel und mit einem Muster verziert sind, das wie Knochen aussieht. Überall sind auch kleine „calavera de azucar", das sind kleine Totenschädel aus Zucker, ausgelegt. Für dieses Fest kann man sie in vielen Läden kaufen.
Zwei Tage wird gefeiert. Alle Verwandten und auch Freunde sind zusammen. Sie essen, trinken, reden, singen, tanzen, manchmal betrinken sie sich auch. Alle Kinder der Familie feiern natürlich mit, es ist fast wie bei einem Geburtstagsfest.
Wenn man so über die Toten redet, dann ist das ganz schön. Sie sind dann für einen so lebendig. Wenn jemand aus der Familie noch nicht so lange gestorben ist, der Tod noch frisch ist und die Menschen sich davon noch nicht erholt haben, dann weinen sie natürlich auch.
Am zweiten Tag werden die Altäre abgeräumt. Man geht auf den Friedhof zum Grab des Verstorbenen. Dort werden Blumen, Kerzen und Speisen hingebracht. Dann ißt und trinkt man noch einmal. Es wird dort auch gesungen und getanzt. Damit gehen die Toten dann wieder. Das Fest „Los dias de muertos" ist wirklich sehr schön.

Wie sprechen wir mit Kindern ...

Wenn Sie mit Kindern über Sterben, Tod und Trauer sprechen, so ist es das Wichtigste, daß Sie den Kindern ehrliche und echte Antworten geben. Sie können einem Kind Ihre Überzeugung sagen ... Sie können ihm eine Geschichte vorlesen, die von der Frage des Kindes handelt ... Sie können von Ihrer Kindheit erzählen, was Sie mit Tod und Sterben erlebt haben ...

Sind Sie sich selbst über bestimmte Dinge noch nicht im klaren, können Sie es den Kindern einfach sagen: „Ich weiß es nicht, ich werde darüber nachdenken ... ich werde mich informieren ... ich werde mit ... darüber sprechen ...“

Kinder spüren, wenn Sie Antworten geben, von denen Sie überzeugt sind. Genauso spüren sie, wenn Sie irgendeine Antwort geben, weil Sie unsicher sind und den „gefährlichen Moment“ schnell übergehen möchten. Die Kinder fühlen sich dann ausgeschlossen und nicht ernst genommen.

In unserem Alltag mit Kindern erleben wir oft, daß wir – trotz aller grundsätzlichen Liebe zu unseren Kindern – an unsere Grenzen geraten. In einem unbedachten Moment kann es uns passieren, daß wir Sätze wie: „Du ärgerst mich zu Tode“ – „Du bringst mich noch ins Grab“ oder andere Drohungen aussprechen, die das Verhalten eines Kindes mit Sterben und Tod in Zusammenhang bringen. Aussagen, die wir vielleicht selbst einmal gehört haben und eigentlich nicht benutzen wollen. In einem solchen Fall ist es ganz wichtig, mit den Kindern hinterher darüber zu sprechen und ihnen zu sagen, daß niemand daran sterben kann, weil er von einem Kind geärgert wurde. Bespricht man es nicht und tritt dann im Familienkreis tatsächlich ein Todesfall ein, so kann ein Kind an großen Schuldgefühlen leiden, die schwere Folgen haben können. Auch wenn Kinder, wie oben beschrieben, sagen: „Du sollst tot sein!“, sollte man mit ihnen besprechen, daß niemand stirbt, weil man ihm etwas Böses wünscht.

Glaubensorientierte Aussagen wie „Opa ist jetzt im Himmel“, „Lisa sitzt bei den Engeln“, „Die Seele ist im Himmel“, „Oma ist jetzt bei Gott“ sind nur dann echte Antworten für Kinder, wenn dies wirklich Ihr Glaube ist. Besteht ein Unterschied zwischen solchen Aussagen und Ihrer Überzeugung, spüren Kinder dies und sind verwirrt.

Wenn jemand gestorben ist, sagen Sie es Ihrem Kind direkt. Zum Beispiel: „Frau Weber ist gestorben“. Aussagen, die den Tod „vorsichtig“ beschreiben sollen, wie: „Frau Weber ist entschlafen“, „Wir haben Lisa verloren“, „Onkel Ernst ist von uns gegangen“ sind für Kinder nicht geeignet. Kinder nehmen solche Aussagen wörtlich und können Angst, zum Beispiel Angst vor dem Einschlafen, bekommen. Sie fürchten dann, sie könnten ja nicht mehr aufwachen. Oder – wenn man Lisa verloren hat, warum sucht man sie dann nicht?

Bei allen Gesprächen, die Sie mit Kindern über Tod und Sterben führen, bei allen Antworten, die Sie Ihnen geben, sollten Sie versuchen, sich in das Weltbild des fragenden Kindes einzufühlen. Die Antworten sollten dem Alter und Kenntnisstand des Kindes angemessen sein.

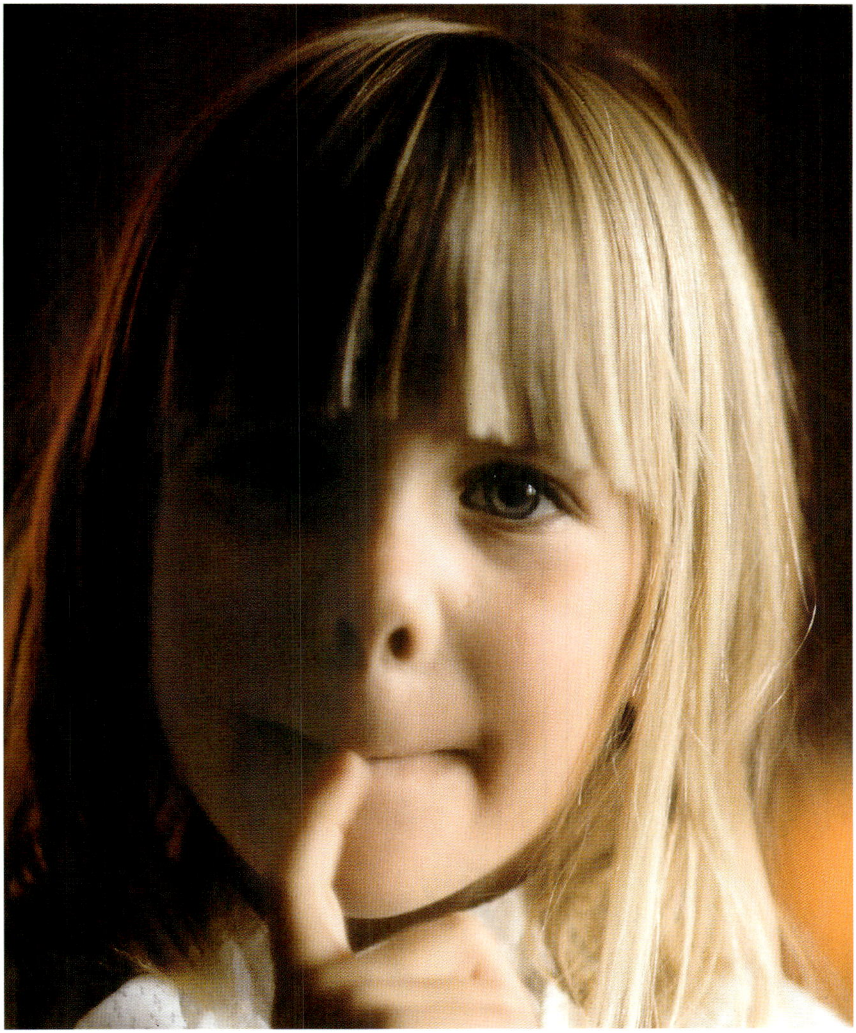

3 Vom Lachen und Weinen

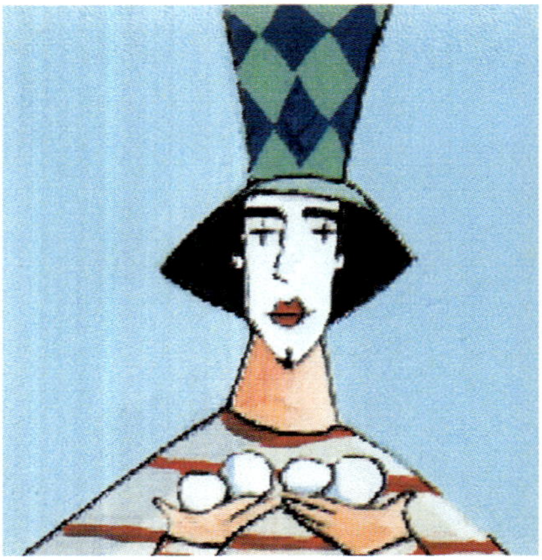

Sie fühlen sich selbst ...,
Sie fühlen andere Menschen, andere Wesen ...,
Gefühle sagen Ihnen, wie es mit Ihnen steht, im Augenblick und überhaupt ...
Gefühle sagen Ihnen, wie Ihre Verbindung mit anderen Menschen beschaffen ist, im Augenblick und überhaupt ...
Und wenn Sie Ihre Gefühle anderen Menschen zeigen, so springt da so etwas wie ein Funke der Liebe, der Heiterkeit, des Zorns, der Wut, der Traurigkeit ... zu dem anderen Menschen hinüber ... und wirkt ... der andere Mensch fühlt sich geliebt und schickt einen ähnlichen Funken auf den Weg, er freut sich, er wird zornig, er will den Funken nicht haben, er möchte Sie trösten ...
Wenn Menschen sich verlieben, wenn sie heiraten, wenn sie ein Kind bekommen, wenn sie sich trennen, wenn ein geliebtes Wesen stirbt, beim Zusammenkommen und beim Trennen ... werden ihre Gefühle heftig, sie empfinden vielleicht Gefühle, die sie bis dahin kaum kannten.
Wenn wir einen geliebten Menschen durch Tod verloren haben, dann springen die „Gefühlsfunken" auf einmal nicht mehr hin und her ... die Menschen können das anfangs kaum glauben, sie werden sehr sehr traurig, wütend, ängstlich, verwirrt ..., das kann lange dauern ..., wenn sie genügend getrauert haben, können sie anfangen, mit neuen Menschen hin und her zu funken, und viele lernen auch, wie sie mit den toten Menschen immer wieder einmal auf eine besondere Weise hin und her funken können.
Die Mexikaner können das besonders gut.

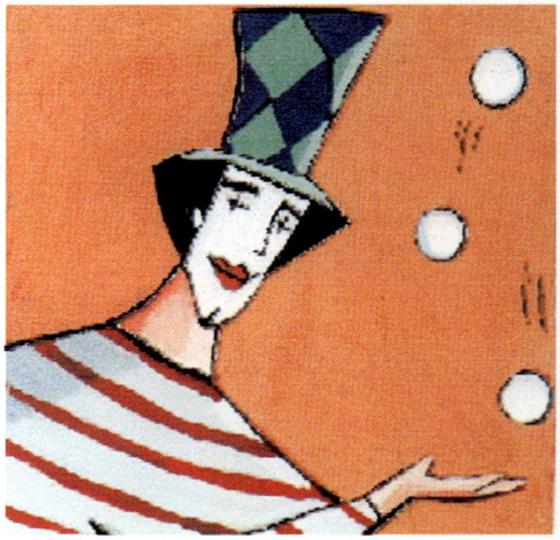

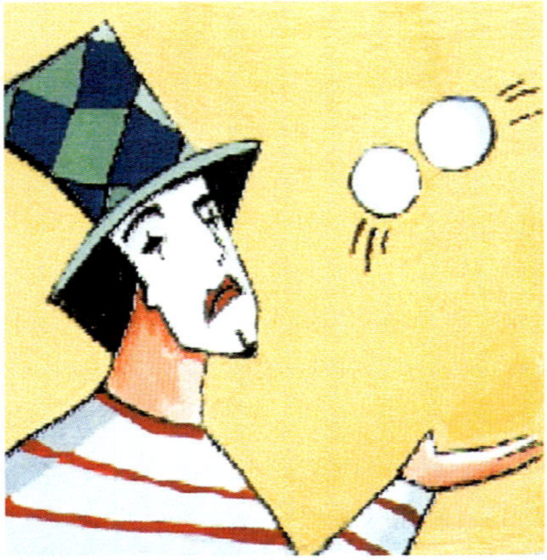

Der Tod eines geliebten Menschen löst bei den Zurückbleibenden oft heftige Gefühle aus. Gefühle können eine treibende Kraft sein, die den Menschen hilft die Veränderungen, die mit dem Tod des geliebten Menschen einhergehen, zu bewältigen. Wenn Erwachsene und Kinder mit ihrem Gefühlsleben und dem Gefühlsleben anderer Menschen vertraut sind, wenn sie Gefühle wahrnehmen, erkennen und benennen können, wenn sie sich in einen anderen Menschen einfühlen können, dann können sie sich in einer solchen Situation leichter miteinander verständigen und sich gegenseitig Trost geben.

Welche zentrale Bedeutung den Gefühlen im menschlichen Dasein zukommt, und wie Sie und Ihr Kind sich mit Gefühlen befassen können, darum geht es auf den folgenden Seiten. Das kann sehr interessant, lustig, aber auch sehr traurig sein. Vom Leben und Sterben ihres Hasen erzählt Eva. Diese Geschichte ist zum Vorlesen gedacht. Sie zeigt, welche Gefühle ein Kind bewegen, wenn es zu einem Tier in Beziehung tritt, einem lebendigen Wesen, und welche Gefühle es bewegen, wenn das geliebte Tier stirbt. Sie zeigt, wie sich Lachen und Weinen im Leben abwechseln.

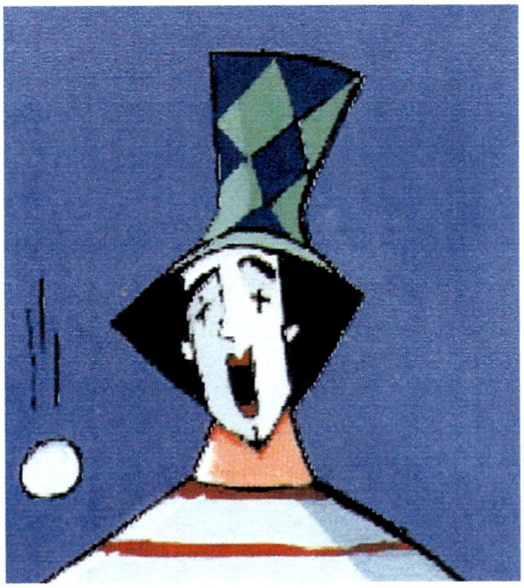

Die Bedeutung der Gefühle

Wenn wir lustig sind, lachen wir. Wenn wir traurig sind, weinen wir. Trauer und Glück - Lachen und Weinen gehören zum Leben.
Gefühle, ob angenehmer oder unangenehmer Art, bestimmen unser Leben.
Sie geben uns wesentliche Informationen über uns selbst, über andere, über Situationen. Sie leiten uns bei Gefahren, bei lebenswichtigen Entscheidungen und Aufgaben, wie der Wahl des Partners, dem Aufbau einer Familie ... Sie lassen uns unsere Ziele verfolgen und helfen – letztendlich - zu überleben.
In allen engen zwischenmenschlichen Beziehungen bestimmen Gefühle den Grad der Bindung, das gemeinsame Lebensgefühl, die Art der Konflikte und die Art der Lösungen ... zwischen Mann und Frau, zwischen Eltern und Kindern, zwischen Freunden und Freundinnen, innerhalb des Familienverbandes.
Es gibt eine Vielzahl von Gefühlen ... Liebe, Glück, Freude, Zuneigung, Achtung, Wertschätzung, Zorn, Wut, Ärger, Enttäuschung, Eifersucht, Haß, Furcht, Angst, Trauer ...
Gefühle gehen immer mit körperlichen Vorgängen einher, die wir mehr oder weniger deutlich wahrnehmen. Wenn wir Angst haben, bekommen wir feuchte Hände, wenn wir wütend sind, fühlen wir Spannung in unserem Körper, wenn wir verlegen sind, werden wir rot, wenn wir glücklich sind, durchströmt uns ein wohliges Gefühl ...
In unserem Zusammenleben mit anderen Menschen sind Gefühle Signale, die unser Miteinander regulieren.
Unsere Gefühle werden hauptsächlich an unserer Körperhaltung, am Klang unserer Stimme, an unserem Gesichtsausdruck, an unseren Gesten erkannt. Was jemand sagt und was sein Körper uns mitteilt, kann sich manchmal widersprechen. Die Körpersprache gibt jedoch die wesentliche Information.
Alle Menschen, ob groß oder klein, haben Gefühle. Die Fähigkeit, unsere eigenen Gefühle und die Gefühle anderer wahrzunehmen, zu erkennen und zu benennen, lernen wir im Laufe unseres Lebens. Schon kleine Kinder sind in der Lage, Gefühle zu unterscheiden, wenn sie dies von den Erwachsenen lernen.
Wenn wir bereit sind und die Fähigkeit besitzen, uns in andere Menschen einzufühlen, so kommen wir im Zusammenleben gut miteinander zurecht. In unseren engen Bindungen wie Partnerschaft, Familie, Freundeskreis, profitieren wir ganz wesentlich vom Einfühlungsvermögen der Einzelnen. Unsere Beziehungen sind dann tiefer, sie sind beweglich und dadurch für uns zufriedenstellender.

Gefühle wahrnehmen, erkennen und benennen

In diesem Abschnitt möchten wir Ihnen einige Ideen vorstellen, wie Sie und Ihr Kind sich über Gefühle unterhalten können. Sie können auf diese Weise Ihrem Kind dabei helfen, die eigenen Gefühle wahrzunehmen, zu erkennen und zu benennen. Damit wird auch ein Grundstock dafür gelegt, sich in andere Menschen einzufühlen.

Ich bin glücklich, wenn …

Dies ist ein kleines Frage- und Antwortspiel für zwei Personen, das sie mit Ihrem Kind jederzeit spielen können. Bei einer Zugfahrt können Sie sich damit gut die Zeit vertreiben. Das Kind fragt, der Erwachsene antwortet, dann wird gewechselt, der Erwachsene fragt, das Kind antwortet. Da werden wohl beide einiges erfahren …

Bevor Sie beginnen, vereinbaren Sie mit Ihrem Kind, wie oft zu einem Gefühl gefragt, bzw. geantwortet werden soll. Sie vereinbaren beispielsweise dreimal. Dann können Sie beginnen.

Das Kind fängt an und fragt: *Was macht dich glücklich?*
Der Erwachsene antwortet: *Ich bin glücklich, wenn …*
Kind: *Was macht dich glücklich?*
Erwachsener: *Ich bin glücklich, wenn …*
Kind: *Was macht dich glücklich?*
Erwachsener: *Ich bin glücklich, wenn …*

Dann wird gewechselt, der Erwachsene fragt, das Kind antwortet.

Erwachsener: *Was macht dich glücklich?*
Kind: *Ich bin glücklich, wenn …*
Erwachsener: *Was macht dich glücklich?*
Kind: *Ich bin glücklich, wenn …*
Erwachsener: *Was macht dich glücklich?*
Kind: *Ich bin glücklich, wenn …*

Dann wird ein neues Gefühl gewählt.

Das Kind fängt an: *Was macht dich traurig?*
Der Erwachsene antwortet: *Ich bin traurig, wenn …*
Kind: *Was macht dich traurig?*
Erwachsener: *Ich bin traurig, wenn …*
usw.

Dieses Spiel kann natürlich auch in anderen Zusammensetzungen gespielt werden, Kinder mit Kindern, Erwachsene mit Erwachsenen.

Vom Lachen und Weinen, oder wie ist das mit den Gefühlen ...

Auf den Fotos sehen Sie Gesichter, die verschiedene Gefühle ausdrücken. Schauen sie sich mit Ihrem Kind zusammen die Bilder an, lesen Sie die Fragen, finden Sie Antworten. Einmal sind die Kinder dran, einmal die Erwachsenen. Sie werden merken, wie viele verschiedene Gefühle oder Erlebnisse beispielsweise hinter einem Lachen stecken können. Vielleicht kommen Sie und Ihr Kind in ein angeregtes Gespräch darüber, wie das mit den Gefühlen ist, bei den Großen und den Kleinen.
Wir stellen Ihnen hier vier Gefühlsausdrücke vor. Sie können sich mit Ihrem Kind zusammen weitere Gefühlsausdrücke überlegen: Dieses Kind schaut gelangweilt aus ..., dieser Mann sieht enttäuscht aus ..., diese Frau sieht glücklich aus ..., und Sie können zusammen überlegen, welche Gefühle oder Erlebnisse stecken dahinter ...

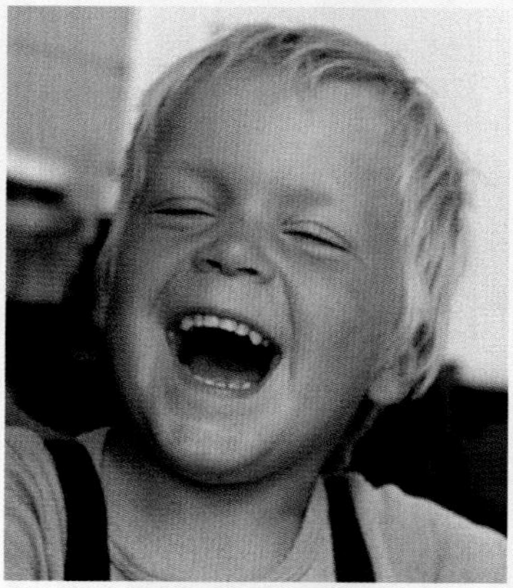

Dieses Kind lacht

Warum?

Weil es sich freut ... *Warum freut es sich wohl? Worüber freust du dich besonders?*
Weil es gekitzelt wird ... *Magst du auch gekitzelt werden?*
Weil es gerade etwas Lustiges erlebt hat ... *Was mag es erlebt haben? Was findest du lustig?*
Weil es Eis zum Nachtisch gibt ... *Was ißt du besonders gerne?*
Weil es unsicher ist ... *Warum ist es wohl unsicher? Was machst du, wenn du unsicher bist?*
Weil es denkt, es wird nur gemocht, wenn es lacht ... *Glaubst du, daß es so etwas gibt?*
Weil es ... *kannst du dir selbst überlegen, warum dieses Kind lacht ...*

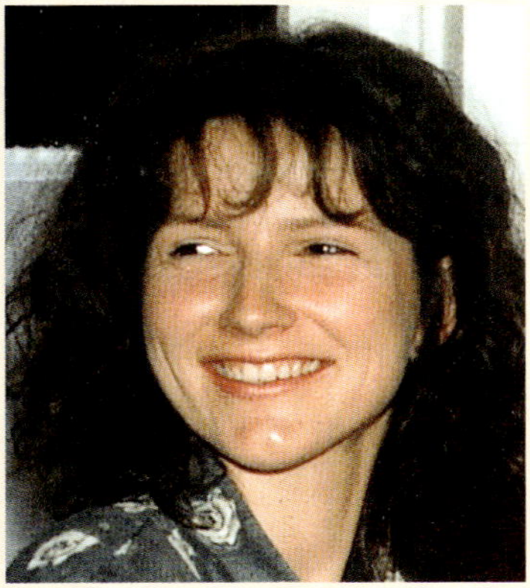

Diese Frau lacht

Warum?

Weil sie sich freut ... *Warum freut sie sich wohl? Worüber freuen Sie sich besonders?*
Weil sie gekitzelt wird ... *Mögen Sie auch gekitzelt werden?*
Weil sie gerade etwas Lustiges erlebt hat ... *Was mag sie erlebt haben? Was finden Sie lustig?*
Weil es Eis zum Nachtisch gibt ... *Was essen Sie besonders gerne?*
Weil sie unsicher ist ... *Warum ist sie wohl unsicher? Was machen Sie, wenn Sie unsicher sind?*
Weil sie denkt, sie wird nur gemocht, wenn sie lacht ... *Glauben Sie, daß es so etwas gibt?*
Weil sie ... *hier können Sie selbst überlegen, warum diese Frau lacht ...*

Dieses Kind weint

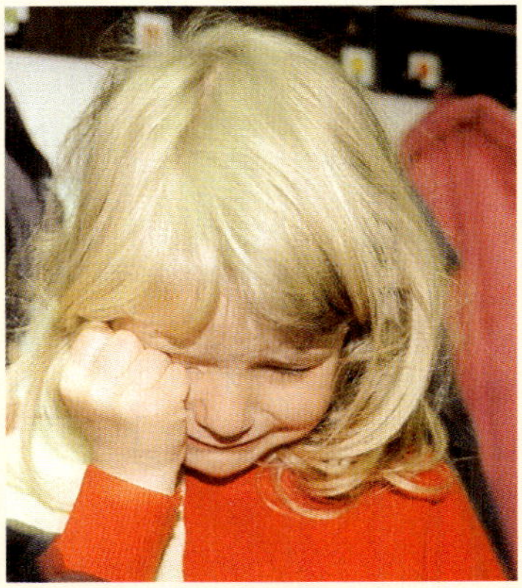

Warum?

Weil es traurig ist ... *Warum ist es wohl traurig? Wann warst du mal traurig?*
Weil es wütend ist ... *Warum ist es wohl wütend? Was macht dich besonders wütend?*
Weil es Schmerzen hat ... *Welche Schmerzen hat es wohl? Welche Schmerzen hattest du schon einmal?*
Weil es geärgert worden ist ... *Wer hat es wohl geärgert? Worüber ärgerst du dich?*
Weil es Angst hat ... *Warum hat es wohl Angst? Wann hast du Angst?*
Weil es enttäuscht wurde ... *Was ist wohl passiert? Bist du auch schon einmal enttäuscht worden?*
Weil es ... *hier kannst du dir selbst überlegen, warum dieses Kind weint ...*

Dieser Mann weint

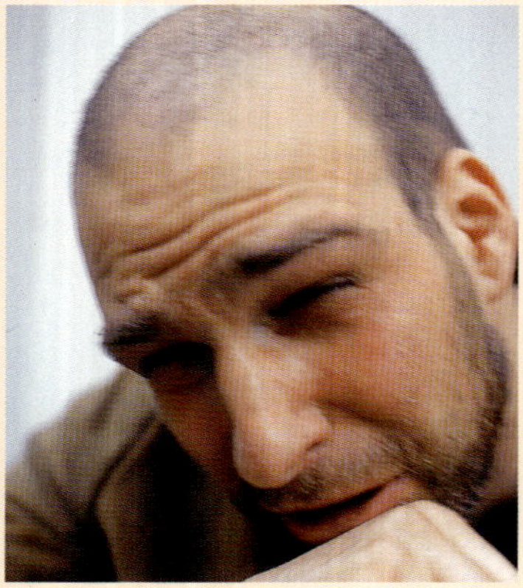

Warum?

Weil er traurig ist ... *Warum ist er wohl traurig? Wann waren Sie einmal traurig?*
Weil er wütend ist ... *Warum ist er wohl wütend? Was macht Sie besonders wütend?*
Weil er Schmerzen hat ... *Welche Schmerzen hat er wohl? Welche Schmerzen hatten Sie schon einmal?*
Weil er geärgert worden ist ... *Wer hat ihn wohl geärgert? Worüber ärgern Sie sich?*
Weil er Angst hat ... *Warum hat er wohl Angst? Wann haben Sie Angst?*
Weil er enttäuscht worden ist ... *Was ist wohl passiert? Sind Sie auch schon einmal enttäuscht worden?*
Weil er ... *hier können Sie sich selbst überlegen, warum dieser Mann weint ...*

Dieses Kind sieht ängstlich aus

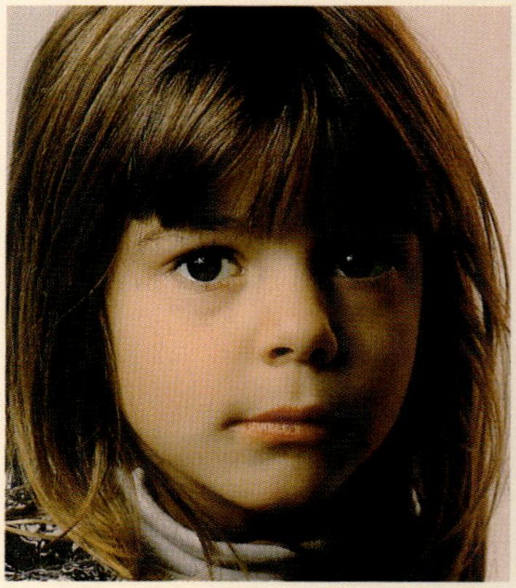

Warum?

Weil es donnert und blitzt ... *Warum hat es wohl Angst vor Gewittern? Hast du auch Angst vor Gewittern?*
Weil es unsicher ist ... *Warum ist es wohl unsicher? Wann bist du unsicher?*
Weil es etwas angestellt hat ... *Was wohl? Mit wem sprichst du, wenn du etwas angestellt hast?*
Weil es seine Mutter im Kaufhaus aus den Augen verloren hat ... *Wie ist das wohl passiert? Was würdest du tun, wenn dir das passieren würde?*
Weil seine Eltern sich streiten ... *Macht es dir auch Angst, wenn deine Eltern sich streiten?*
Weil es dunkel ist ... *Warum fürchtet es sich wohl vor der Dunkelheit? Hast du auch Angst, wenn es dunkel ist?*
Weil es ... *hier kannst du dir selbst überlegen, warum das Kind ängstlich aussieht ...*

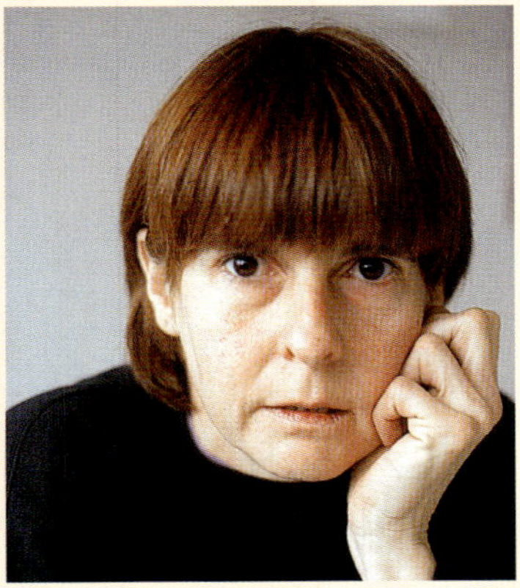

Diese Frau sieht ängstlich aus

Warum?

Weil es donnert und blitzt … *Warum hat sie wohl Angst vor Gewittern? Haben Sie auch Angst vor Gewittern?*
Weil sie unsicher ist … *Gibt es das bei Erwachsenen auch?*
Weil sie etwas angestellt hat … *Gibt es das bei Erwachsenen auch?*
Weil sie ihr Kind im Kaufhaus aus den Augen verloren hat … *Wie ist das wohl passiert? Was würden Sie tun, wenn Ihnen das passieren würde ?*
Weil es dunkel ist … *Gibt es das bei Erwachsenen auch?*
Weil Sie … *hier können Sie sich selbst überlegen, warum die Frau ängstlich aussieht …*

Dieses Kind sieht wütend aus

Warum?

Weil es geärgert wurde … *Wer hat es wohl geärgert? Was ärgert dich so sehr, daß du wütend wirst?*
Weil es etwas nicht bekommt … *Was wohl? Wirst du auch manchmal wütend, wenn du etwas nicht bekommst?*
Weil ihm etwas nicht gelungen ist … *Was wohl? Wirst du auch manchmal wütend, wenn dir etwas nicht gelingt?*
Weil es etwas nicht darf … *Was wohl? Wirst du manchmal auch wütend, wenn du etwas nicht darfst?*
Weil es etwas tun soll … *Was wohl? Wirst du auch manchmal wütend, wenn du etwas tun sollst?*
Weil es … *hier kannst du dir selbst überlegen, warum das Kind wütend aussieht …*

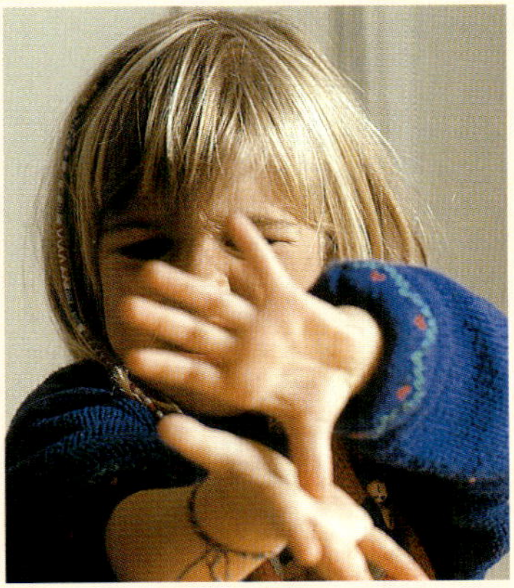

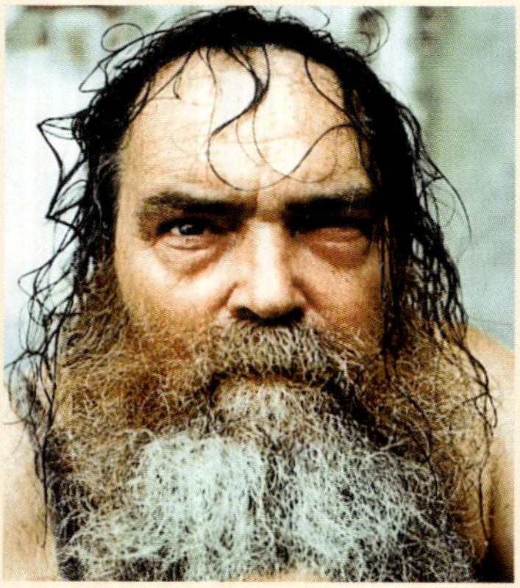

Dieser Mann sieht wütend aus

Warum?

Weil er geärgert wurde ... *Wer hat ihn wohl geärgert? Was ärgert Sie so sehr, daß Sie wütend werden?*
Weil er etwas nicht bekommt ... *Gibt es das bei Erwachsenen auch?*
Weil ihm etwas nicht gelungen ist ... *Was wohl? Werden Sie auch manchmal wütend, wenn Ihnen etwas nicht gelingt?*
Weil er etwas nicht darf ... *Gibt es das bei Erwachsenen auch?*
Weil er etwas tun soll ... *Was wohl? Werden Sie auch manchmal wütend, wenn Sie etwas tun sollen?*
Weil er ... *hier können Sie selbst überlegen, warum der Mann wütend aussieht ...*

Das Spiel können Sie mit Ihrem Kind beliebig lange fortsetzen. Suchen Sie in Zeitungen und Zeitschriften nach weiteren Fotos, die Stimmungen ausdrücken. Sicher finden Sie eine ganze Reihe unterschiedlicher Gefühle, die Sie mit Ihrem Kind durchspielen können.

Mein schönstes Erlebnis – mein schlimmstes Erlebnis

Alle Kinder mögen Geschichten. Sie lieben Geschichten aus dem Leben ihrer Eltern und Großeltern. Erzählen Sie sich doch einmal gegenseitig Geschichten. Gefühle werden in Geschichten immer angesprochen, aber ganz besonders wenn Sie sich gegenseitig „Mein schönstes Erlebnis – mein schlimmstes Erlebnis" erzählen.
Bei den schlimmen Erlebnissen sollten Sie natürlich eines auswählen, das dem Alter des Kindes angemessen ist, oder das Erlebnis entsprechend erzählen. Das Kind sollte von der Geschichte nicht erschreckt werden oder Angst bekommen.

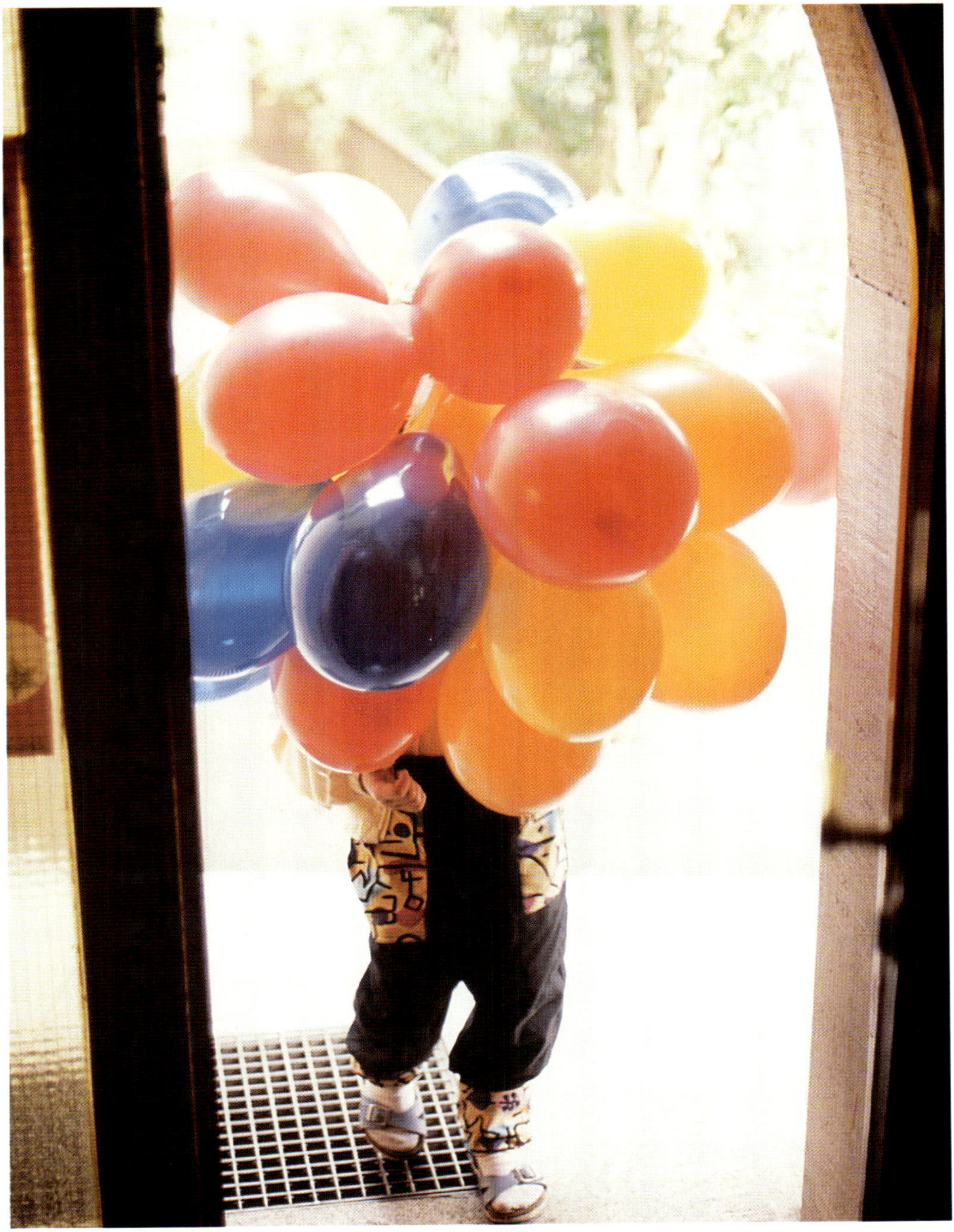

Mein Hase Jecky

Diese Geschichte ist eine wahre Geschichte. Eva, ein elfjähriges Mädchen, erzählt, wie sie ihren Hasen Jecky bekommen hat, wie sie ihn versorgt hat, was sie alles mit ihm erlebt hat, wie er gestorben ist, wie sie ihn begraben hat und wie sie getrauert hat. Die Bilder hat Eva selbst gemalt. Inzwischen hat Eva einen neuen Hasen bekommen, den sie auch liebt, aber ihre Jecky hat sie nicht vergessen.

Wie ich Jecky bekam

Ich heiße Eva und bin elf Jahre alt. Ich habe eine Zwillingsschwester, die heißt Lisa. Ich will euch von meinem Hasen Jecky erzählen, wie ich Jecky bekam, was ich mit ihr erlebt habe, wie ich für sie gesorgt habe, wie sie vor drei Monaten an meinem elftenGeburtstag gestorben ist und wie wir sie begraben haben. Jetzt habe ich ein neues Häschen, das heißt Pepsi.
Ich bekam Jecky in den Sommerferien, da war ich sieben Jahre alt. Viele Kinder in meiner Klasse hatten schon Tiere, meine Schwester und ich, wir wollten Häschen haben. Wir haben sie von einem Bekannten meiner Eltern bekommen. Einen Stall für die Häschen hatten wir von einem Mann geschenkt bekommen, der früher einmal Hasen hatte.
An dem Tag, an dem wir unsere Häschen holten, sind wir ganz früh aufgestanden und gleich nach dem Frühstück zur Tierzuchtanlage oben auf dem Berg gefahren. Wir hatten einen Karton dabei, darin wollten wir die Häschen transportieren. Die Hasenmutter hatte zwölf Häschen, sie waren erst vier Wochen alt und noch ziemlich klein. Bevor sie vier Wochen alt sind, darf man sie sowieso nicht von der Hasenmutter wegholen, weil sie noch Muttermilch trinken. Ich entschied mich für ein weißes Häschen, Lisa für ein braunes. Ich hab' mich so gefreut, ich hielt mein kleines Häschen auf dem Arm und streichelte es. Und dann dachte ich, es soll Jecky heißen. Lisa nannte ihren Hasen Lisa.

Wie ich für Jecky sorgte

Am Anfang hat meine Mama uns geholfen, unsere Häschen zu versorgen. Jeden Morgen und Abend bekommen sie Futter. Morgens Apfel, Karotte und Salat und Trockenfutter, abends bekommen sie Salat, Heu und Trockenfutter. Es muß immer frisches Wasser für sie da sein, und einmal die Woche muß der Stall saubergemacht werden. Später konnten wir unsere Hasen alleine versorgen.

Oft habe ich Jeckys Lieblingsspeisen gesucht, das waren Spitzwegerich und Breitwegerich, außerdem Löwenzahn, aber nur die feinsten Blätter. Haferflocken und Brot mochte sie auch sehr, das war ihre „Schokolade". Manchmal kaufte ich ihr Joghurtdrops. Wenn ich sie mit auf den Spielplatz genommen hatte, suchte ich ihr trockene Kastanienblätter, das war auch so eine Lieblingsspeise von ihr.

Jeden Samstag machen wir den Hasenstall sauber. Die Hasen dürfen dann immer im Hof rumhoppeln. Mit einer Schaufel holen wir die schmutzige Einstreu aus dem Stall und schütten sie in große Eimer. Dann waschen wir die Ställe aus, manchmal nehmen wir sogar Essigwasser, weil das Pippi von den Hasen so stark riecht. Dann kommt wieder frische Einstreu in den Stall, und die Hasen können wieder rein. Meistens wollen sie aber noch länger draußen rumhoppeln.

Was ich mit Jecky alles erlebt habe

Meine Jecky war lustig, ich habe oft über sie gelacht. Wenn sie im Gras hüpfte sprang sie im Dreieck, weil das Gras sie an ihren feinen Pfoten kitzelte.

Unsere Nachbarn haben Hühner. Einmal ist sie unterm Zaun durchgeschlüpft und wollte wohl die Hühner besuchen, aber dann liefen die Hühner auf sie zu, die dachten wohl, es gäbe Futter. Jecky kam ganz schnell wieder zu mir zurück, wahrscheinlich hatte sie Angst vor den Hühnern.

Jeckys Fell war am Popo immer bräunlich von ihrem Pipi, weil sie ein weißer Hase war und sich oft in die Pippiecke setzte. Einmal im Sommer, als es ganz warm war, hab' ich sie gewaschen, weil sie so schwitzte, und das Fell am Popo sollte auch richtig weiß werden. Lisa badete ihren Hasen auch. Es hat auch ganz gut geklappt. Danach ließen wir Jecky und Lisa wieder laufen. In unserem Garten steht ein Tannenbaum, da liegen am Boden um den Baum

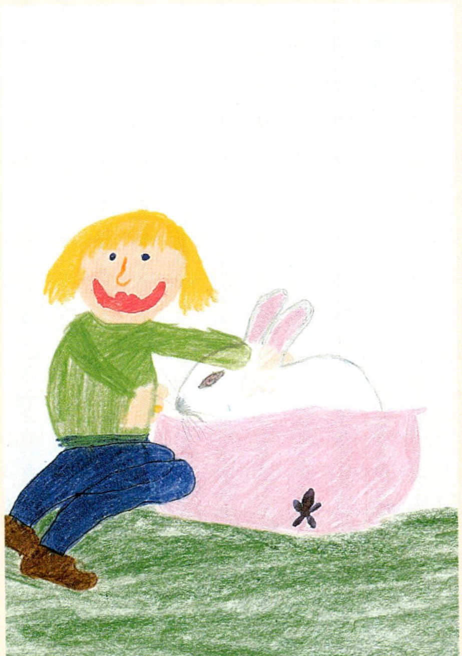

ganz viele Nadeln, genau da ist Jecky hingehoppelt und hat sich in die Nadeln reingesetzt. Die Tannennadeln blieben alle in ihrem feuchten Fell stecken, sie sah aus wie ein Igel.
Einmal hatte ich Jecky mit auf dem Spielplatz. Ich setzte sie wie immer in den Sandkasten bei der Rutsche. Da ist Jecky abgehauen, auf die Schulstraße hoch. Ich habe es gar nicht gemerkt. Lisa war mit Verena und Hanna und Daniel auf der Schulstraße beim Versteckfangen und hat sie entdeckt. Sie saß direkt vor einem Laster, der gerade anfahren wollte. Lisa und die anderen Kinder schrien ganz laut: „Halt, halt, halt“ – und da hat es der Lastwagenfahrer gerade noch gemerkt und hat gewartet, bis Lisa Jecky weggeholt hatte. Ich hatte in der Zwischenzeit schon gemerkt, daß Jecky nicht mehr im Sand saß und hatte nach ihr gesucht. Lisa hat mir die ganze Sache dann nachher erzählt, und ich hab' richtig die Angst um Jecky gespürt, ich war so froh, daß sie nicht überfahren wurde und ich sie wieder bei mir hatte.
Es war schön mit meiner Jecky.

Wie Jecky gestorben ist

Jecky ist am ersten September gestorben, an meinem elften Geburtstag. Am Abend vorher, beim Füttern, ging's Jecky schon nicht so richtig gut. Sie ist nicht herumgesprungen, lag so da, hat nichts gefressen. Aber das hat Lisa mir erst am nächsten Morgen erzählt. An dem Abend hatte meine Mama Migräne, und ich hab' nach Mama geguckt, Lisa hat beide Hasen gefüttert. Am nächsten Tag war mein Geburtstag, und ich wollte mit meiner Mama, meiner Schwester und meiner Freundin Jutta einen Ausflug nach Geiselwind machen, das ist so ein Freizeitpark, wo wir schon mal waren. Verena, Eva-Maria und Simon konnten leider nicht mitkommen, weil sie an diesem Tag mit ihren Eltern in Urlaub fuhren.
Ich bin aufgestanden, bin ins Bad, hab' mich gewaschen und dann haben wir gefrühstückt, es war mein Geburtstag. Mama ging es wieder besser. Lisa ging noch die Hasen füttern. Wir haben uns oft abgewechselt beim Füttern. Lisa kam zurück und sagte: „Jecky liegt so drinnen, sie hat nicht gefressen“. Dann haben wir alle nach Jecky geschaut, sie sah ganz matt aus, hat sich kaum bewegt.
Da hat Mama Tante Elfi angerufen, die hat viele Tiere, und hat sie nach einem Tierarzt gefragt, der jetzt schon aufhätte, weil, es war noch früh am Morgen. Tante Elfi wußte einen, und wir sind gleich losgefahren. Wir haben Jecky in ein Handtuch gewickelt und ich hatte sie auf meinem Schoß. Wenn das Auto in eine Kurve fuhr, hat sie meistens gezappelt.

Dann waren wir beim Tierarzt. Mama hat Jecky angemeldet: „Jecky Amann". Vor uns waren noch zwei Hunde dran. Aber das ging schnell, und wir konnten mit Jecky bald ins Behandlungszimmer gehen. Dort habe ich sie auf den Behandlungstisch gelegt. Der Tierarzt kam, hat sie angeschaut und gesagt: „Der ist schon tot." Eigentlich habe ich es selber schon gemerkt. Dann hat er Jecky noch mal genauer untersucht, er hat die Zähne angeguckt und den Bauch gefühlt, um rauszukriegen, woran es liegen könnte. Aber er wußte es nicht. Da haben wir Jecky wieder in das Handtuch eingewickelt.
Der Tierarzt fragte uns, ob wir Jecky auf dem Tierfriedhof in Würzburg begraben wollten oder lieber zu Hause im Garten. Wir wußten gleich, daß wir sie lieber im Garten begraben wollten, denn da können wir ja jeden Tag hin. Auf dem Tierfriedhof hätte es auch Geld gekostet und es wäre weit weg gewesen.

Wie wir Jecky begraben haben

Als wir dann wieder zu Hause waren kamen uns Papa und Oma entgegen und fragten: „Was ist los mit Jecky?" und da haben wir gesagt, daß Jecky leider tot ist.
Als Oma hörte, daß wir Jecky im Garten begraben wollten, hat sie so geguckt. Weil, einmal hatten wir einen Igel im Garten begraben, aber nicht besonders tief, und wir hatten einen Stein oben drauf gelegt. Oma hatte zufällig den Stein umgedreht, und da lag dann der halb verweste Igel.
Papa hat aber gleich eine Schaufel geholt. Ich durfte einen Platz für Jeckys Grab aussuchen. Es sollte gleich bei den Erdbeeren sein, weil, da war sie gerne. Papa hat das Loch ausgebuddelt, ziemlich tief. Wir haben Jecky in Zeitungspapier gewickelt und hineingelegt. Wir haben ihr noch Apfelstücke und Blumen mitgegeben. Dann haben wir sie mit Erde zugedeckt. Mit Steinen haben wir eine Einfassung gemacht und Blumen draufgelegt. Wir haben ihr ganz viele Blumen gebracht. Papa hat noch ein Kreuz aus zwei Stöcken gemacht, ich hab' Schnur geholt, zum Zusammenbinden. Das Kreuz haben wir dann auch hingesteckt.
Meine Freundin Jutta kam und brachte Möhrengrün mit für Jecky, das haben wir ihr auch aufs Grab gelegt.
Dann haben wir noch unser Frühstück fertig gegessen, aber ich hatte keinen Hunger mehr.

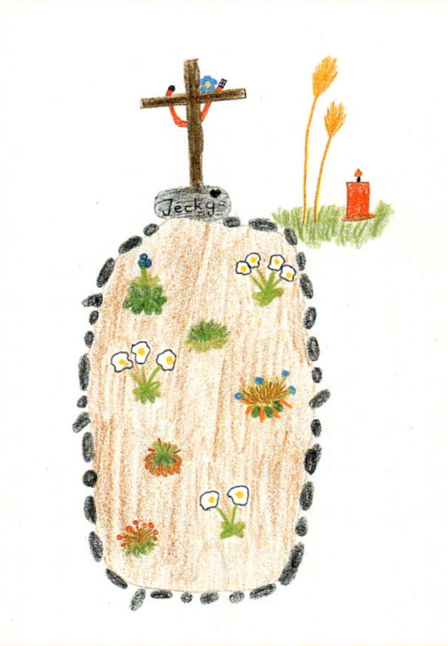

Ich hatte Geburtstag an diesem Tag, und wir wollten ja nach Geiselwind in den Freizeitpark fahren, das hatten wir schon ausgemacht. Wir, meine Mama, meine Schwester Lisa und meine Freundin Jutta sind dann auch gefahren. In Geiselwind war es lustig, aber zwischendurch mußte ich immer wieder an meine Jecky denken, und daß sie tot war. Ich konnte es noch gar nicht richtig glauben.

Warum Jecky gestorben ist

Warum Jecky wirklich gestorben ist, weiß ich nicht, der Tierarzt wußte es auch nicht. Aber meine Tante Elfi hat gesagt, daß Hasen mit vier Jahren schon alt sind und schon sterben können. Und dann hat sie noch gesagt, daß weiße Hasen weniger Abwehrkräfte haben und leichter sterben.

Wie ich traurig war

Mama und Lisa haben gleich geweint, als sie erfuhren, daß Jecky tot ist. Ich habe zuerst nur ein bißchen geweint.
Aber dann habe ich ein paar Wochen lang jeden Abend im Bett geweint. Mama saß oft noch bei mir, und wir haben uns von Jecky erzählt. Auch wenn Lisa ihren Hasen versorgte, mußte ich oft weinen. Lisa hatte noch ihren Hasen, und der Stall von meiner Jecky war leer.
Ich fragte mich: „Wieso ist sie überhaupt gestorben? Wieso mußte Jecky jetzt schon sterben und warum an meinem Geburtstag?“ Und: „Warum mußte Jecky sterben und nicht Lisas Hase?“
Manchmal machte mich das auch wütend, und einmal habe ich einen Wutball gemacht. Ich hab' Sand in einen Luftballon gefüllt und dann einen Knoten reingemacht. Und dann hab' ich den Ball gegen die Wand gehauen und gegen einen Baum. Mama sagte, im Haus dürfe ich das nicht machen, wegen dem Sand, draußen schon.

Vielleicht gibt es ja einen Hasenhimmel im Himmel für alle. Ich stelle mir vor, es gibt so Abteile, wo die Hasen reinkommen oder die Hunde oder die Menschen. Und meine Jecky ist jetzt vielleicht im Hasenhimmel.

Wie ich einen neuen Hasen bekam

Immer wenn Lisa ihren Hasen aus dem Stall rausgetan hat, war ich traurig, denn meine Jecky war tot, da habe ich gedacht, ich möchte auch wieder einen Hasen haben. Mama hat gesagt, ich darf einen neuen Hasen holen. Nach zehn Tagen sind Mama, Lisa und ich auf die Kinder- und Jugendfarm gefahren, dort durfte ich mir mein neues Häschen aussuchen. Ich nannte es Pepsi, es ist braun und hat einen weißen Fleck am Nacken und ein weißes Näschen. Meine Schwester Lisa war eifersüchtig, weil ich so ein schönes Häschen bekommen hab' und knörte zu Hause rum. Sie sagte: „Die Eva hat so ein schönes Häschen bekommen. Ich hab' so ein schönes Meerschweinchen gesehen, das möchte ich haben.“ Da sind wir am nächsten Tag nochmal hingefahren, und Lisa bekam ein Meerschweinchen und nannte es Winnie. Lisas Meerschweinchen ist braun, und am Kopf hat es lange Zottelhaare. Inzwischen haben wir noch einen Hasen von unserer Tante Elfi bekommen. Jetzt haben wir drei Hasen und ein Meerschweinchen.

Wie es jetzt ist

Ich denke noch oft an Jecky und bin auch noch ein bißchen traurig, daß sie tot ist. Vor kurzem hatten wir in der Schule eine Matheprobe, da mußte ich ganz plötzlich an sie denken.
Wenn wir sonntags spazierengehen, suche ich Sachen für Jeckys Grab: Löwenzahn, Eichenrinde, Schilf, rote Brombeerblätter. Wenn wir nach Hause kommen, lege ich die Sachen für Jecky aufs Grab. Auch eine Kerze habe ich für Jecky hingestellt. An Allerheiligen, an Weihnachten und an Silvester habe ich die Kerze für Jecky angemacht.

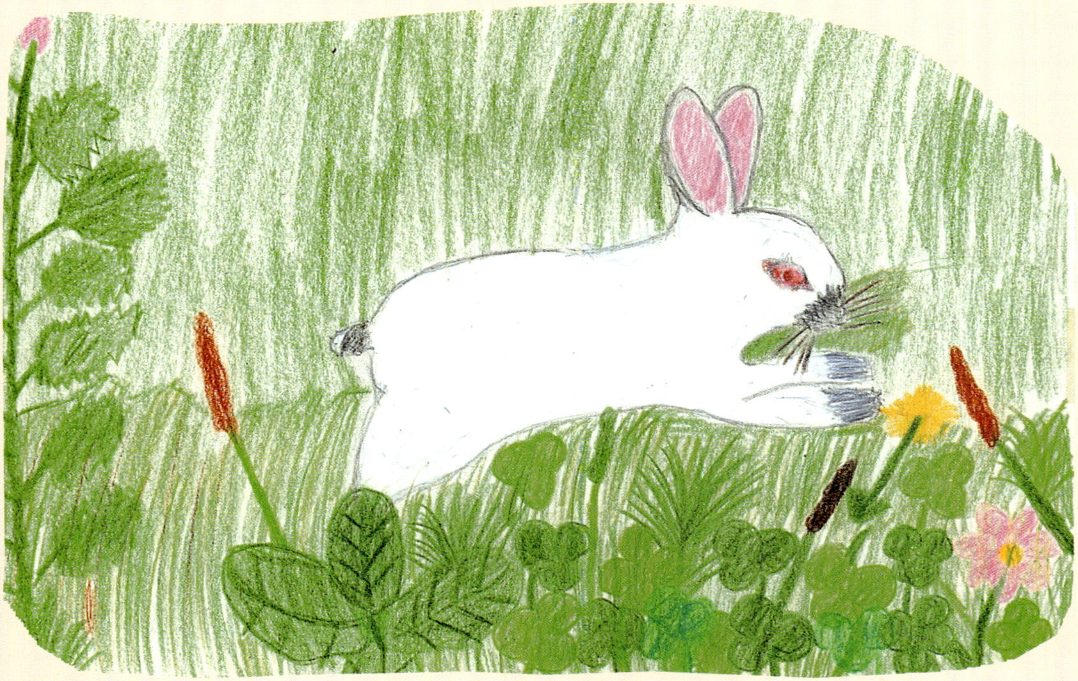

4 Wenn ein geliebter Mensch gestorben ist

Was in einem Menschen vorgeht, der einen anderen durch den Tod verloren hat, ist von Fall zu Fall völlig unterschiedlich. Unsere Persönlichkeit, die Lebensumstände, die Situation des Todes, die Beziehung zum Verstorbenen und vieles mehr, beeinflussen das, was wir fühlen. Das gilt genauso für Kinder wie Erwachsene. Deshalb können wir Ihnen in diesem Kapitel nur einen Überblick darüber geben, was der Tod eines geliebten Menschen für Angehörige und andere nahestehende Menschen bedeuten kann.

Trauer ist die natürliche Reaktion der Menschen auf einen großen Verlust. Sie dient der Neuorientierung in einem veränderten Lebenszusammenhang. Deshalb ist es gut und sinnvoll, zu trauern und die Gefühle, die damit verbunden sind zuzulassen. Ein Verlust schlägt den Menschen „Wunden“, eine schwerer Verlust schlägt ihnen „schwere Wunden“. Aber solche Wunden können im Verlauf der Trauerzeit wieder heilen. Danach tragen Menschen Narben. Sie können im weiteren Verlauf des Lebens immer wieder einmal schmerzen.

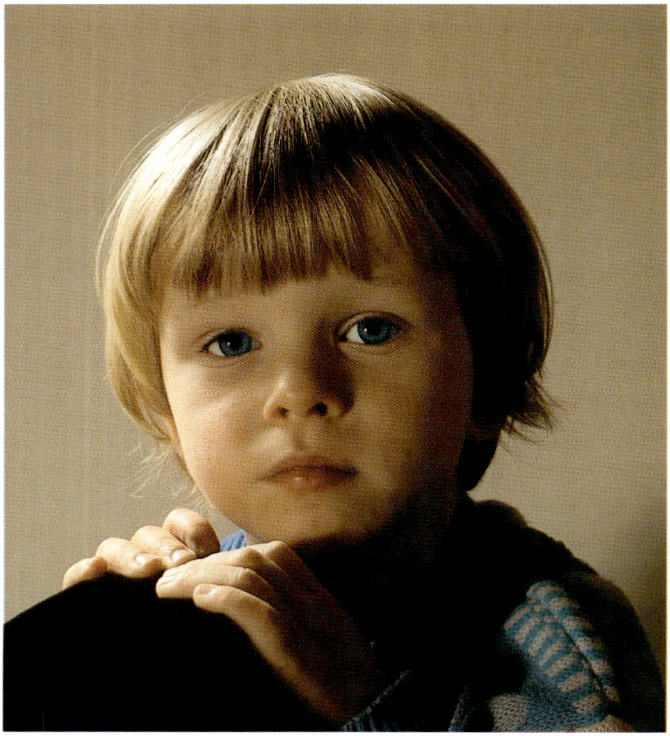

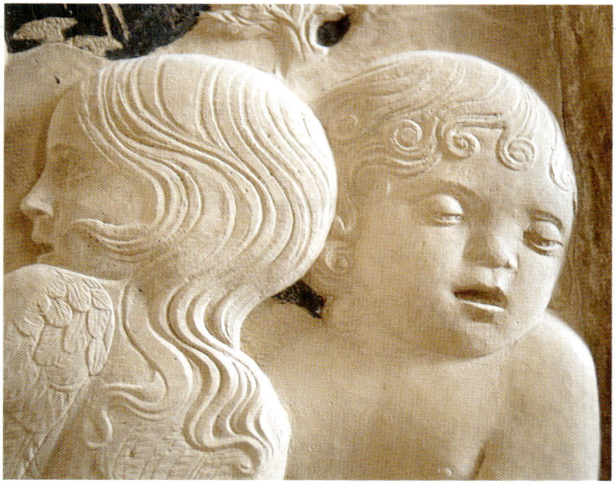

Solche Narben zeugen aber auch von der Erfahrung und Kraft eines Menschen.
Auch wenn das Leben nach einem schweren Verlust nie mehr so sein wird wie vorher, so können Menschen, wenn sie genügend getrauert haben, ihr Leben wieder aufnehmen. Vielleicht in eine neue Richtung. Das, was mit dem verstorbenen Menschen geteilt und entwickelt wurde, ist nicht verloren, und in gewisser, seltsamer Weise begleiten die Toten die Lebenden weiter durchs Leben.

Vielleicht ist eine Ihnen nahestehende Person von einem Trauerfall betroffen. Dann kann Ihnen das Wissen über die schwere Aufgabe des Trauerns, über die Reaktionsweisen von trauernden Menschen dabei helfen, diese Person besser zu verstehen. Es fällt Ihnen vielleicht leichter, ihr beizustehen.
Falls Sie selbst von einem Trauerfall betroffen sind, mag es Ihnen nach der Lektüre dieses Kapitels leichter fallen, die eigenen Gefühle anzunehmen, sie als eine natürliche Reaktion auf den Verlust einer nahestehenden Person einzuordnen. Auch das Wissen darum, daß Trauern ein Vorgang ist, der die trauernden Menschen wieder dem Leben zuführt, mag tröstlich sein.
Die Folgen eines Todesfalles sind sehr unterschiedlich. Je näher uns der Verstorbene stand, desto gravierender sind sie. Wie die Todesumstände, Persönlichkeitsmerkmale und Familienmerkmale den Verlauf der Trauer beeinflussen, davon handelt der zweite Abschnitt bevor wir auf die schwerwiegenden Aufgaben eingehen, die trauernde Erwachsene und Kinder nach einem Todesfall zu bewältigen haben.

Der Tod von nah und fern

Der Tod eines Menschen betrifft uns in unterschiedlichem Maße. Das reicht vom Angerührtsein durch das Schicksal eines anderen Menschen bis hin zum völligen Einbruch des Alltags- und Gefühlslebens. Die Endgültigkeit der Trennung von der verstorbenen Person, die Unmöglichkeit, je wieder mit ihr zusammenzukommen, kann Erwachsenen und Kindern einen großen und lang andauernden Schmerz verursachen. Je näher uns der verstorbene Mensch war, je inniger wir mit ihm verbunden waren, je bedeutungsvoller die Beziehung mit ihm war, um so größer ist der Schmerz und die Trauer um den verlorenen Menschen.
Stirbt ein Nachbar, eine ferne Verwandte, ein Arbeitskollege oder hört man von einem tödlichen Unfall, so kann das Menschen sehr betroffen und nachdenklich machen und sie an ihre eigene Sterblichkeit erinnern.
Stirbt ein geliebter Mensch aus dem nächsten Lebensumfeld, so trauern die Zurückbleibenden. Oft stehen gravierende Veränderungen an, und es kann für alle Familienmitglieder eine schwere Aufgabe sein, mit sich und den anderen in ein neues Gleichgewicht zu kommen.
Besonders schmerzlich ist, daß die Gefühle und Gefühlsbezeugungen, die dem geliebten verstorbenen Menschen gelten, nicht mehr erwidert werden. Sie gehen ins Leere. Das Geben und Nehmen der Gefühle ist endgültig unterbrochen. Gefühle und Gefühlsbezeugungen der verstorbenen Person werden von den Angehörigen und Freunden vermißt.
Das Alltagsleben einer Familie – Kinderbetreuung, Haushaltsführung – bedarf möglicherweise einer Neuorganisation, die finanzielle Absicherung der Familie kann ins Wanken geraten.
Der Tod eines Elternteils, besonders, wenn er überraschend eintritt, bedeutet für die Kinder einen großen Bruch in ihrer Lebenswelt. Gefühle der Unsicherheit, Angst, Ohnmacht und Hilflosigkeit können auftreten. Der Tod eines Elternteils ist für Kinder etwas „gänzlich Unannehmbares“. Ihre Ursicherheit, daß es das Leben gut mit ihnen meint, kann dahingehen. Sie müssen etwas annehmen und bewältigen, wofür sie eigentlich noch nicht reif sind.
Der zurückbleibende Elternteil, ist durch den Tod des Lebensgefährten mehrfach belastet. Er ist selbst sehr betroffen und trauert, er möchte seine Kinder angemessen begleiten, trägt die Erziehungsverantwortung nun alleine und muß überdies für die Neuorganisation des Alltags Sorge tragen.
Stirbt ein Kind in einer Familie, so geraten die zurückbleibenden Eltern und Geschwister oft in eine schwierige Situation. Für Eltern ist der Tod

eines Kindes ein schwerer Schlag, vielleicht der schwerste in ihrem Leben. Die Liebe und Fürsorge die diesem Kind galt, fällt ins Leere. Ein so früher Tod entspricht nicht den Vorstellungen von Leben und Sterben, er wird als widernatürlich empfunden. Es ist ein Tod zur Unzeit. Es fällt den Eltern unendlich schwer, den Tod ihres Kindes anzunehmen. Sie können sehr in ihrem Schmerz gefangen sein und in ein trostloses Schweigen verfallen, das dann die Familienatmosphäre prägt. Die lebenden Kinder sind vom Tod eines Bruders, einer Schwester, in der Regel selbst stark betroffen, sie vermissen ihn oder sie und all das, was sie mit ihm oder ihr gemeinsam tun konnten. Häufig müssen sie dazu auch noch die gewohnte Fürsorge und Aufmerksamkeit ihrer Eltern entbehren. Und, weil sie selbst Kinder sind, möchten und müssen sie eigentlich auch ihr „normales" Leben weiterführen, sich weiterentwickeln. Kinder können sich in einer solchen Situation sehr allein gelassen fühlen.

Das Ausmaß der Trauer kann beim Tod eines Großelternteils sehr unterschiedlich sein. War das Leben der Oma, des Opas stark verwoben mit dem der Enkelkinder und Kinder, so wird auch die Trauer groß sein. Oma und Opa spielen im Gefühlsleben der Kinder oft eine größere Rolle, als die Eltern wahrnehmen und die Kinder können sehr trauern. Für Eltern bedeutet der Tod der eigenen Eltern, neben der Trauer um den Verlust des Elternteils, auch eine veränderte Rolle im großen Familiengefüge, dies kann eine Vielzahl von Gefühlen auslösen … in der Generationenfolge als nächstes sterben … „Stammesältester" zu werden …

Der Tod eines Familienmitgliedes reißt eine Lücke in das bestehende Familiengefüge. Vieles kann sich ändern: Wie die einzelnen Familienmitglieder miteinander umgehen … wie sie miteinander sprechen oder auch nichtsprechen ... was sie voneinander erwarten … was sie miteinander tun, unternehmen … wie sie praktische Arbeiten verteilen, bewältigen … mit wem sie Probleme besprechen … wie sie Kontakte außerhalb der Familie halten, suchen … Durch die Erfahrung des Todes und der Trauer verändern sie sich im Laufe der Zeit selbst. Allmählich entsteht ein neues Familiengefüge. Am Ende der Trauerzeit wird das Leben der Familie, der einzelnen Familienmitglieder, in einer neuen Struktur wieder aufgenommen.

Wovon wird das Trauern beeinflußt?

Die Beziehung zum Verstorbenen hat natürlich einen großen Einfluß auf die Trauer. Das haben Sie auf den vorhergehenden Seiten gelesen. In diesem Abschnitt wollen wir Ihnen zeigen, wovon das Trauern noch beeinflußt wird.

Plötzlich oder erwartet

Die Todesumstände können das Trauern der Hinterbliebenen erschweren oder erleichtern. Menschen sterben, weil sie alt sind, weil sie krank sind, weil sie einen Unfall erleiden, weil sie sich selbst das Leben nehmen ... Hat ein Mensch seinen Lebensbogen vollendet, stirbt er im hohen Alter, so ist dies in der Ordnung des menschlichen Lebens. Die Zurückbleibenden nehmen Abschied und betrauern ihn. Auch das kann schwer sein.

Ein früher, unzeitiger Tod hingegen, wird als widernatürlich empfunden. Er ist viel schwerer zu akzeptieren und kann das Lebensgefüge der Zurückbleibenden völlig verändern. Ist ein naher Verwandter längere Zeit krank, bevor er stirbt, haben die Angehörigen Gelegenheit, sich schon vor Eintritt des Todes mit dem bevorstehenden Verlust zu befassen. Kinder können über die Schwere der Erkrankung und den bevorstehenden Tod unterrichtet werden. Es ist für Erwachsene und Kinder möglich, von dem sterbenden Menschen Abschied zu nehmen. Sie können beim Sterben zugegen sein. All das, was hier so einfach steht, kann eine sehr schwere Arbeit sein. Wenn es aber gelingt, haben die Zurückbleibenden schon viel getan, damit sie beim Trauern einen guten Weg finden.

Stirbt unerwartet und plötzlich ein nahestehender Mensch, ist dies für die Angehörigen extrem belastend. Meist sind sie beim Eintritt des Todes nicht anwesend. Die Todesnachricht wird ihnen von einem Fremden, vielleicht von der Polizei, überbracht. Oder sie finden den geliebten Menschen tot auf. Es geschieht häufig, daß Angehörige den Verstorbenen nicht mehr sehen können, weil er entstellt ist. Besonders den Kindern möchte man den Anblick des Toten ersparen. Eine starke Entstellung des Verstorbenen kann für die Hinterbliebenen quälend sein.

Hat der geliebte Mensch sich selbst das Leben genommen, fühlen die Angehörigen sich wie vor den Kopf gestoßen: Fragen wie „Warum hat sie/er das getan? Was hätte ich tun können/müssen, um es zu verhindern? Warum tut er/sie mir das an? Was habe ich falsch gemacht?" quälen die Zurückbleibenden. Sie leiden häufig unter Schuldgefühlen. Zudem wird ihnen manchmal von Außenstehenden die Schuld am Tod dieses Menschen zugeschoben.

Beim Suizid eines Elternteils oder eines Kindes, ist es für die Eltern bzw. den überlebenden Elternteil sehr schwer, den Kindern die Wahrheit mitzuteilen. Deshalb geschieht es häufig, daß Kinder nur Halbwahrheiten erfahren, warum Vater, Mutter oder Geschwister gestorben sind. Kinder haben in einem solchen Fall eine besonders schwierige Ausgangsbasis für ihr Trauern. Neben den Todesumständen beeinflußt die Persönlichkeit eines Menschen den Verlauf der Trauer. Verfügt ein Mensch über eine stabile und flexible Persönlichkeit, ist er fähig, sichere und langfristige Bindungen mit anderen Menschen einzugehen, und kann ein Mensch auch sonst gut auf belastende Situationen reagieren, so wird dies das Trauern und Wiederaufnehmen des Lebens erleichtern.

Die Umgebung ist wichtig

Für Kinder ist beim Trauern die Umgebung, in der sie vor und nach dem Verlust leben, maßgeblich. Waren sie bereits vor dem Verlust schweren familiären Belastungen ausgesetzt, so haben sie beim Trauern schwierige Ausgangsbedingungen. In einer Familie, in der stabile Beziehungen zwischen den einzelnen Mitgliedern bestehen, in der Kinder dauerhaft und zuverlässig Fürsorge erfahren, in der es „normal ist, seine Gefühle auszudrücken", die über gute Kommunikationsfähigkeiten verfügt, die nach außen hin offen ist, werden die Familienmitglieder eher in der Lage sein, zu trauern. Andere Bezugspersonen wie Verwandte, Freunde, Lehrer, Erzieher, können der Familie oder den einzelnen Familienmitgliedern eine große Hilfe sein. Gesellschaftliche Gegebenheiten, wie Trauerriten, festgesetzte Trauerzeiten, können einen Rahmen geben, der das Trauern erleichtert. Kinder können einen gesunden Trauerprozeß durchlaufen, wenn Erwachsene ihnen die Bedingungen dazu schaffen. Die Kinder müssen angemessen informiert werden. Sie brauchen Bezugspersonen, die die Trauer der Kinder zulassen, die ihre eigene Trauer vor den Kindern nicht verheimlichen. Das Gespräch zwischen Erwachsenen und Kindern darf nicht abreißen, eine stabile Fürsorge muß gewährleistet sein. Ganz wesentlich für einen gesunden Trauerprozeß ist die Information über den Tod des Verstorbenen. Nur wenn wir korrekt informiert sind, können wir beginnen zu trauern. Lebt ein Mensch, ob groß oder klein, seine Trauer, so kann er den Verlust eines verstorbenen geliebten Menschen bewältigen. Es ist gut wenn Menschen die Gefühle von Schmerz, Angst, auch von Wut und Zorn, Hilflosigkeit, von großer Sehnsucht in sich wahrnehmen können. Wenn sie ihre Gefühle mit anderen Menschen besprechen, den Schmerz mit anderen teilen können. Es ist gut, wenn die Menschen weinen können.

Von Trauer und Sehnsucht

Jeder Mensch, ob Kind oder Erwachsener, ist ein einmaliges Wesen. Menschen sind einander ähnlich und doch so verschieden. So ist es auch mit der Trauer der Menschen. Es gibt keinen festen Trauerverlauf und auch kein Patentrezept, wie man trauernden Menschen helfen kann. Jeder Mensch, ob groß oder klein, muß beim Trauern seinen eigenen Weg finden. Erwachsene und Kinder trauern ähnlich, und doch gibt es Unterschiede.

Wie Erwachsene trauern

Trauernde Menschen haben eine schwere Aufgabe. Sie sind gezwungen, die endgültige Trennung von einem Menschen anzuerkennen. Den meisten Menschen fällt es zunächst sehr schwer, den Tod eines geliebten Menschen zu glauben. Sie können sich wie betäubt fühlen oder unter Schock stehen, vor allem wenn der Tod unerwartet eingetreten ist. Heftige Weinkrämpfe, Angst oder Wutanfälle können bei manchen Menschen den Zustand der Betäubung kurzzeitig durchbrechen. Diese erste Reaktion dauert meist nur kurz an. Dann erkennen sie zeitweise, daß der geliebte Mensch wirklich tot ist. Sie empfinden einen intensiven seelischen Schmerz und weinen. Manchmal sind Menschen von dem Verlust so stark getroffen, daß sie schreien, krampfhaft schluchzen …

Die Trauernden fühlen Sehnsucht nach der verstorbenen Person. Manche sind so stark von dem Verlust betroffen, daß sie ruhelos sind, sie denken intensiv an die verlorene Person und leiden häufig an Schlaflosigkeit.

In den ersten Wochen und Monaten nach dem Todesfall besteht bei vielen Menschen ein Gefühl, als müßte die geliebte Person jeden Moment zurückkommen. Sie deuten beispielsweise Geräusche so, als komme die geliebte Person jetzt. Manche suchen gleichsam nach der verlorenen Person. Sie meinen, die geliebte Person auf der Straße zu erkennen. Manche Menschen erleben auch ein Gefühl, als sei der verstorbene Mensch anwesend und empfinden dies als tröstlich. Manche haben lebhafte Träume, in denen der Verstorbene noch am Leben ist.

Ängste und Orientierungslosigkeit treten bei einigen Menschen auf. Sie wissen nicht, wie sie ohne die geliebte Person ihr Leben bewältigen sollen. Manche ängstigen sich um ihr eigenes Leben.

Bei manchen Trauernden können in dieser ersten Zeit Wut und Zorn auftauchen. Sie können sich auf Ärzte richten – wegen unsachgemäßer Behandlung – oder auf andere Personen, die mit dem Todesfall befaßt waren. Auch auf den Verstorbenen selbst können sich diese Gefühle richten, beispielsweise weil er selbst zum eigenen Tod beigetragen hat oder haben könnte …

Oft werden die Hinterbliebenen von Schuldgefühlen und Selbstvorwürfen gequält. Sie hätten sich noch gerne mit dem Verstorbenen ausgesprochen, ausgesöhnt. Sie denken, sie hätten nicht genügend zur Verhinderung des Todes getan.

Trauernde Menschen können emotional noch lange Hoffnung hegen, der Verstorbene könne zurückkommen. Verwandte, Freunde und Bekannte, die dies nicht verstehen und die versuchen, den trauernden Menschen über den Verlust „hinwegzutrösten", lösen bei den Trauernden manchmal Wut und Undankbarkeit aus.

Im Laufe der Trauerzeit versuchen Trauernde, dem verstorbenen Menschen nahe zu sein. Indem sie Orte aufsuchen, die sie mit der verstorbenen Person in Verbindung bringen … Das kann das Grab, das Zimmer der verstorbenen Person sein, Orte, an denen sie sich gemeinsam aufhielten … Indem sie sich mit Dingen befassen, die dem verstorbenen Menschen gehört haben, wie Kleidern, Gegenständen, Musik … indem sie Dinge tun, die der verstorbene Mensch getan hat …

Zeitweise versuchen manche Trauernde, der Begegnung mit dem Verlust aus dem Weg zu gehen. Sie räumen die Dinge, die an die verstorbene Person erinnern schon bald weg, sie vermeiden Orte, die besonders mit Erinnerungen verbunden sind.

Das Hin und Her der Gefühle führt allmählich dazu, daß der trauernde Mensch den Tod des geliebten Menschen als wirklich akzeptiert und hinnimmt. Wenn Trauernde schließlich anerkennen können, daß sie selbst nun ein Erwachsener ohne Eltern … eine Witwe … ein verwaister Vater … sind, haben sie einen neuen Ausgangspunkt für ihr Leben erreicht. Von hier aus können sie es neu ordnen und auch Pläne für die Zukunft machen.

Die Trauer als natürliche Reaktion auf einen Verlust ist ein heilsamer Prozeß. Sie dient schließlich der Neuorientierung in einem veränderten Lebenszusammenhang.

Ein geliebter toter Mensch beeinflußt das Leben derer, die zurückbleiben, meist noch lange. Er beeinflußt es durch seine Wesensart und die Art der Verbindung, die zwischen ihm und den Hinterbliebenen bestand.

Er beeinflußt das Leben der Lebenden durch seine Abwesenheit. Ein Teil der Gefühle, die dem geliebten Menschen galten, bleibt an den Verstorbenen gebunden, der tote Mensch kann eine Art Begleiter werden. Ein anderer Teil der Gefühle wird frei für neue Gefühlsbindungen.

Wie Kinder trauern

Simon ist fünf Jahre alt, sein geliebter Opa ist vor einer Woche gestorben. Sein Opa hatte ihn immer mitgenommen: in den Wald, in den Baumarkt, in den Stall ... Jetzt sitzt er bei seinem Vater auf dem Schoß und weint und klagt um seinen Opa. Kurze Zeit später steht er auf und geht nach draußen, um mit seinem Freund Fußball zu spielen. Immer wieder hört man ihn laut und vergnügt lachen.

Die Trauer von Kindern verläuft ähnlich der Trauer von Erwachsenen. Sie trauern jedoch weniger durchgängig; sie können sich immer wieder aus ihrer Trauer heraus anderen – oft auch vergnüglichen – Dingen hingeben. Erwachsene erstaunt dies häufig, manchmal kränkt es sie sogar in ihrer Auffassung von Trauer.

Diese Kinder trauern jedoch wirklich. Sie leben stärker in der Gegenwart als Erwachsene. Denn diese überblicken die Gegenwart, Zukunft und Vergangenheit gleichzeitig. Weiterhin haben Kinder noch nicht die Durchhaltefähigkeit von Erwachsenen. Vieles, was sie tun, tun sie nur kurze Zeit und wenden sich anschließend wieder etwas anderem zu.

Die verschiedenen Gefühlszustände, die Kinder in der Trauerzeit erleben, treten nicht in einer festen Reihenfolge auf. Sie können nacheinander und nebeneinander auftreten, manche können verschwinden und dann wiederkehren.

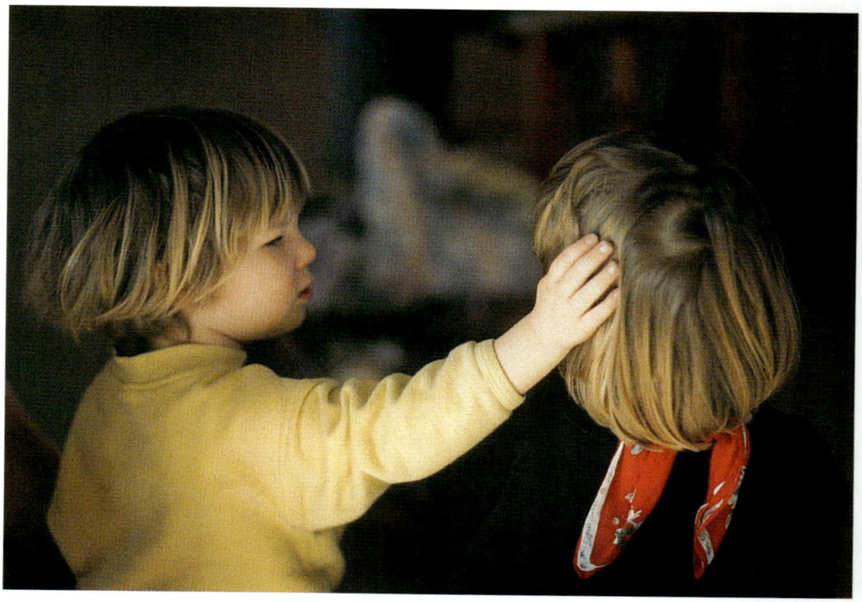

Schwierigkeiten, den Tod zu glauben

Wenn ein Kind den Tod eines geliebten Menschen mitgeteilt bekommt, so geht es ihm wie den Erwachsenen, es kann den Tod zunächst nicht fassen und glauben.
Kinder sind, was Informationen betrifft, von den Erwachsenen abhängig. Die klare Information über den Tod des geliebten Menschen ist die Grundlage, daß ein Kind anfangen kann, den Tod eines Menschen überhaupt zu fassen, zu glauben.
Wird es gut und rechtzeitig von dem Tod des geliebten Menschen informiert ... hat es Gelegenheit, sich von dem Toten zu verabschieden ... an den Trauerritualen teilzunehmen ... Sind die Erwachsenen bereit und fähig, es an ihrer Trauer teilnehmen zu lassen ...wird auch weiterhin gut für es gesorgt ... hatte es in seinem bisherigen Leben Gelegenheit, sich einen altersgemäßen Todesbegriff zu erwerben ... so wird ihm all dies dabei helfen, den Tod zu begreifen, und es kann trauern.
Manche Kinder reagieren zunächst kaum auf den Tod eines geliebten Menschen. Sie wollen von allem nichts wissen, möchten nicht über den Verlust sprechen, sie verhalten sich, als wäre nichts geschehen.
Sie weisen die Menschen ihrer Umgebung ab. Für Eltern und andere nahestehende Menschen kann es sehr schwierig und schwer sein, diesem Verhalten zu begegnen. Später kann beim Tod eines Tieres, beim Zerbrechen oder Verlieren eines Lieblingsspielzeuges ... der Schmerz plötzlich herausbrechen. Dann ist es gut, wenn Erwachsene eine solche Situation in Zusammenhang mit dem Todesfall bringen können und das Kind in seiner Trauer ernst nehmen und begleiten.

Große Sehnsucht

Wenn ein Kind den Tod eines geliebten Menschen nach einer Zeit gedanklich aufgenommen hat, wenn es sagen kann: „Opa ist tot“... kann es die geliebte Person in seinen Gefühlen, in seinem Herzen noch lange als lebendig empfinden.
Es kann an großer Sehnsucht nach dem verstorbenen Menschen leiden.

Ein halbes Jahr nachdem ihre Mutter gestorben ist, äußern die achtjährige Lisa und der fünfjährige Jan: „Und wenn unsere Mama auch erst nächstes Jahr irgendwann wiederkäme, wir wären bestimmt nicht böse oder beleidigt, daß sie weg war ... Wenn wir nur einen Wunsch freihätten, dann würden wir wünschen, daß sie wiederkäme ...“

Je inniger und bedeutungsvoller die Beziehung zu dem verstorbenen Menschen war, und je häufiger ein Kind mit ihm zusammen war, je verwobener also sein Leben mit dem des Verstorbenen war, desto stärker und dauerhafter ist seine Sehnsucht.

Diese Sehnsucht kann ein Kind immer wieder laut äußern, sie kann versteckt zum Ausdruck kommen, es kann sie tief in seinem Inneren spüren. Es wünscht sich den geliebten Menschen zurück, es will die Nähe, die Freude, das alte vertraute Leben wieder zurück. Manche Kinder träumen von der verstorbenen Person, als wäre sie lebendig.
Es ist auch möglich, daß sie – besonders, wenn sie einen Elternteil durch Tod verloren haben – am Abend vor dem Einschlafen Vorstellungen, Tagträume, Illusionen oder Erscheinungen, je nachdem, wie man es benennen will, haben, als würden sie dem verstorbenen Menschen, dem verstorbenen Elternteil begegnen. Wenn ein Kind um einen geliebten Menschen trauert und nicht offen über seine Sehnsucht spricht oder sie zeigt, so kann es ihm helfen, wenn Sie es nach solchen Gedanken oder Träumen fragen. Wenn auch die Erwachsenen Sehnsucht nach dem verstorbenen Menschen spüren, so können sie dem Kind davon erzählen. Es erleichtert das Leben des Kindes sehr, wenn es über seine Sehnsüchte – die es vielleicht noch nicht als solche erkennt und benennen kann – sprechen kann.

Mona, ein achtjähriges Mädchen, war bei seiner Mutter, als diese plötzlich an einer Lungenembolie starb. An vielen Abenden danach, kurz vor dem Einschlafen, hatte Mona das Gefühl, daß sich ihre Mutter als für sie unsichtbarer Engel zu ihr ins Bett legte und ihr warmen Atem ins Gesicht blies, ähnlich wie sie es früher erfahren hatte, wenn sie sich nachts zu ihrer Mutter ins Bett legte.

Wut und Zorn

Wenn Kinder verstehen, daß der verstorbene Mensch nie mehr zurückkehren wird, daß der Tod endgültig ist, so können sie zornig und wütend werden. Sie können auf den Verstorbenen wütend sein, weil er sie verlassen hat; sie können auf das Leben, auf das Schicksal, auf Gott oder eine andere Glaubensinstanz zornig sein, daß ihnen dies zugemutet wird. Kinder können regelrechte Wutausbrüche bekommen, können gegenüber Sachen, Tieren, anderen Kindern, Erwachsenen und auch gegen sich selbst aggressive und zerstörerische Verhaltensweisen zeigen. Für Erwachsene ist es oft schwer, auf diese Verhaltensweisen eines trauernden Kindes angemessen zu reagieren. Ein Kind braucht in dieser Situation den Halt und die Sicherheit von erwachsenen Bezugspersonen. Bei zerstörerischen Verhaltensweisen, die die Grenzen anderer verletzen, braucht das Kind Zeichen, wo die Grenzen sind, und gleichzeitig muß ihm die Zuneigung und das Gehalten-Sein von seiner Umgebung spürbar gemacht werden.

Martin ist vier Jahre alt. Sein Vater ist vor einem halben Jahr plötzlich bei einem Autounfall gestorben. Martin schlägt – anscheinend ohne Grund – mit einem Stock auf die Katze ein. Seine Mutter kommt dazu. Sie umfaßt Martin fest, nimmt ihm den Stock weg und zieht ihn zu sich auf den Schoß. Sie sagt: „Das ist nicht in Ordnung. Ich bin da."

Haben Kinder so heftige Gefühle und werden diese von den Erwachsenen überhaupt nicht zugelassen oder extrem negativ bewertet mit Aussagen wie: „Du bist unmöglich …", so müssen die Kinder ihre Wut in sich „hineinfressen".
Manche Kinder erleben Wut und Zorn auch anders:

Mona, von der Sie oben schon gehört haben, befragte viele Nächte Gott in verhaltenem Zorn … sie wußte, auf den lieben Gott darf man nicht böse sein … warum er ihr dies hatte antun müssen. Sie wollte eine Antwort darauf."

Angst

Kinder, die den Tod eines geliebten Menschen erleiden, können Angst bekommen, daß auch andere, ihnen nahestehende Menschen, sterben.
Sie können Angst bekommen, daß sie selber sterben müssen.
Alltägliche Trennungen wie das Abschiednehmen im Kindergarten oder der morgendliche Gang in die Schule können durch solche Ängste erschwert sein – das Kind will nicht mehr im Kindergarten bleiben, es will nicht mehr in die Schule gehen.
Es ist gut, wenn Erwachsene sich in solchen Momenten gewahr werden, daß das Kind noch trauert – dem Leben noch nicht traut! – und behutsam mit ihm umgehen; ihm immer wieder den Tagesablauf erklären und die Sicherheiten, die es hat, aufzählen.
Auf Veränderungen jeglicher Art können Kinder mit Angst reagieren, dies kann beispielsweise die Veränderung des Tagesablaufes sein, ein Wechsel der Betreuungseinrichtung oder ein Wechsel der Betreuungsperson. Solche Veränderungen können Erwachsenen belanglos erscheinen, ein trauerndes Kind können sie sehr ängstigen, und es kann heftig klammern.
Alte vertraute Dinge, ein bestimmtes Spielzeug, eine Decke, eine Speise, die es besonders gerne hat, können ihm dann Trost und Zuflucht geben.

Kinder übernehmen Wesensmerkmale

Kinder lernen im Laufe ihres Lebens unter anderem dadurch, daß sie zeitweise Charakterzüge und Eigenschaften von Mitmenschen übernehmen.
Auch mit einem geliebten verstorbenen Menschen können Kinder sich identifizieren. Den lebendigen Menschen haben sie verloren, aber durch die Übernahme von Verhaltensweisen, Redeweisen, besonderen Charakterzügen, von Fähigkeiten, Interessen oder Aufgaben halten sie den verstorbenen Menschen fest, gleichsam lebendig. Im Laufe der Zeit nehmen solche Verhaltensweisen an Umfang und Intensität meist wieder ab.
Die Identifikation eines Kindes mit dem verstorbenen Menschen kann so weitgehend sein, daß es dessen Krankheiten nachahmt. Ein Kind zeigt dadurch seine große Sehnsucht nach dem Verstorbenen. Eine vertraute erwachsene Person sollte dann mit dem Kind über das Leben und Sterben des geliebten Menschen sprechen, von ihm erzählen, ihn auf diese Weise lebendig sein lassen. Auch eine Art Aufklärung über Kranksein und Gesundsein kann für das Kind hilfreich sein.
Wenn ein Kind sich sehr umfassend mit dem geliebten verstorbenen Menschen identifiziert, kann dies für die weitere Entwicklung des Kindes problematisch werden. Übernimmt ein Kind zudem die Rolle des Verstorbenen im Familiengefüge und wird eine solche Rollenübernahme von anderen Familienmitgliedern oder Außenstehenden gefördert oder gar eingefordert, so wird damit dem Kind verwehrt, seinen eigenen Lebensweg zu finden.

Schuld

Wenn Erwachsene die Kinder nicht sachgerecht über den Tod und die Todesumstände informieren, dann fällt es Kindern schwer zu verstehen, warum ein Mensch wirklich gestorben ist.

In Hamburg gab es eine Grippewelle, Thomas, sieben Jahre alt, war als einziger in der Familie an Grippe erkrankt. Kaum war Thomas wieder gesund, starb Opa. Opa hatte mit in der Familie gelebt. Thomas hatte gehört, wie ansteckend die Grippe sei. Niemand hatte ihm genau erklärt, woran Opa gestorben war. Thomas glaubte, daß er Opa mit der Grippe angesteckt hatte und Opa daran gestorben sei. Er fühlte sich sehr schuldig.

Die Kinder bauen sich dann eine „eigene Erklärung", aus dem, was sie gehört haben, mit dem, was sie überhaupt über Tod und Sterben wissen, und mit Bildern aus ihrer Phantasie.
Kinder können auch Schuldgefühle entwickeln, weil sie bis zum achten, neunten Lebensjahr noch dem magischen Denken verhaftet sind. Ihre Weltsicht kann dadurch wesentlich geprägt sein. Sie sind beispielsweise überzeugt, sie könnten mit ihren Gedanken die Welt beeinflussen. So können sie glauben, daß Menschen durch ihr Verhalten, durch ihre Gedanken gestorben sind. Redeweisen wie „Du bringst mich noch ins Grab", anläßlich eines unangemessenen Verhaltens von Kindern, können von Kindern wörtlich aufgefaßt werden. Im Fall des Todes dieser Person können Kinder schwere Schuldgefühle entwickeln. Haben Kinder sich zu Lebzeiten der geliebten Person aus Ärger, aus Wut über ein Verbot, eine Versagung … einmal gewünscht, sie solle tot sein, so kann das beim tatsächlichen Tod des geliebten Menschen ebenfalls Schuldgefühle nach sich ziehen.

Mona, die Sie schon kennen, dachte, daß ihre Mutter deshalb gestorben sei, weil sie sich ein paarmal vorgestellt hatte, wie es wohl wäre, wenn ihre Mutter sterben würde. Dieser Gedanke beschäftigte Mona über Jahre. Sie erlegte sich auf, nichts Schlimmes zu denken, da dies dann eintreten könnte.

Schuldgefühle sind meist nicht klar erkennbar, sie werden nur verdeckt und indirekt geäußert. Deshalb ist es für Kinder ganz wichtig, daß sich Erwachsene über etwaige Schuldgefühle eines Kindes Gedanken machen. Erwachsene sollten mit einem Kind darüber sprechen, daß es durch sein Verhalten, seine Reden oder seine Gedanken niemanden töten kann. Vielleicht beginnt es dann zu erzählen, welche Gefühle es bewegen. Dies ist für trauernde Kinder sehr befreiend und erlösend.

Das Ende der Trauerzeit

Hat sich ein Kind an dem verstorbenen Menschen satt-erinnert und satt-gesehnt, so kann es frei für Neues im Leben sein. Dieses können andere Interessen, andere Menschen und andere Lebensbezüge sein. Ein neuer Partner der Mutter, eine neue Partnerin des Vaters, ein neues Geschwisterkind kann jetzt akzeptiert und bejaht werden.
Ende der Trauerzeit heißt nicht, daß die geliebte verstorbene Person nun vergessen ist. Ein Teil der Bezogenheit, der Liebe, auch eines Kindes, wird bei dem verstorbenen Menschen bleiben.
Der Verlust eines Elternteils, eines Bruders, einer Schwester, kann auf jeder Entwicklungsstufe wieder neu und schmerzlich empfunden werden. Ob dies nun ein bedeutendes emotionales Ereignis wie Liebe, Freundschaft, Hochzeit, die Geburt eigener Kinder sind oder Zeiten von Kummer oder Erfolg.
Eine Beziehung zu einem neuen Elternteil kann sich dann gut gestalten, wenn dieses eine „Restbindung“ und Liebe zum verstorbenen Elternteil akzeptiert und gegebenenfalls fördert.

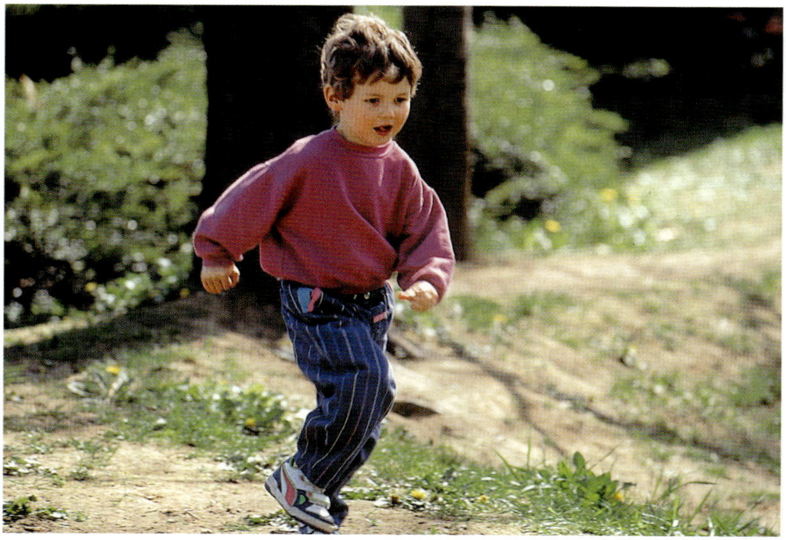

Wenn das Trauern nicht gelingt

Wenn Kinder aufgrund ihrer Lebensumstände ihre Trauer nicht ausreichend leben können oder dürfen, werden sie diese gleichsam einkapseln und in sich versenken.
Sie können sie später, unter besseren Umständen, ein höheres Lebensalter, wirtschaftliche Selbständigkeit und Sicherheit, bessere emotionale Stabilität der Familie usw. – wieder hervorholen und dann vielleicht bewältigen. Ein solches Verhalten kann ihnen dabei helfen sich selbst zu schützen und zu überleben.
Eingekapselte Trauer kann aber auch, da sie unbewußt ist, einem

Kind, einem Jugendlichen, einem Erwachsenen Probleme und Krankheiten bereiten.
Im Verlauf ihres Trauerprozesses können Kinder die verschiedensten Störungen entwickeln. Sei es, daß bereits bestehende Verhaltensauffälligkeiten verstärkt werden, sei es, daß neue auftreten. In einem solchen Fall ist es sinnvoll, Hilfe, auch fachliche Hilfe und Unterstützung, zu suchen.

Die Trauer in der Familie

Trauernde einer Familie haben es manchmal sehr schwer miteinander. Sie können unterschiedlich trauern, ihre Trauer in unterschiedlicher Weise äußern, sich an unterschiedlichen Stellen ihrer Trauer befinden. Ein Familienmitglied leidet gerade an großer Sehnsucht, ein anderes möchte gerade der Tatsache des Todes aus dem Weg gehen. Ein Vater, eine Mutter, Kinder können sich dann von den anderen Familienmitgliedern unverstanden, ja verletzt fühlen. Gegenseitige Vorwürfe können die Folge sein, das Gefühl der Einsamkeit, der Isolation kann stark sein. Dann ist es besonders wichtig, daß die Familie sich öffnet und die Hilfe außenstehender Personen annimmt. Diese können den Trauernden im Sturm ihrer Gefühle ein Anker sein.

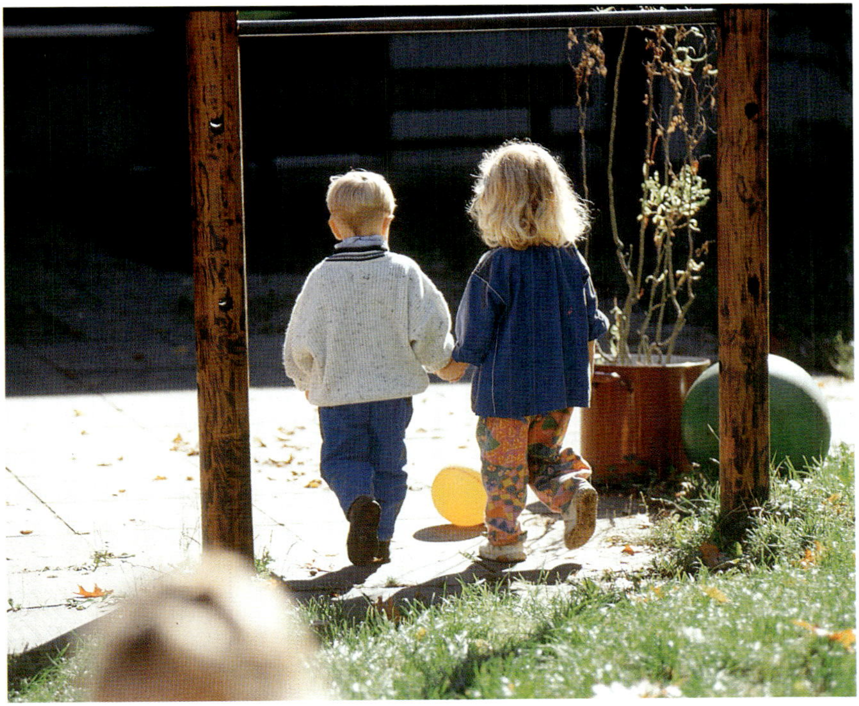

5

Was Kindern beim Trauern helfen kann

Auf den folgenden Seiten wollen wir Ihnen Hinweise, Hilfestellungen geben, wie Sie Kindern beim Trauern helfen können.

Wer kann Kindern beim Verlust eines geliebten Menschen helfen? Die Eltern, Verwandte, große und kleine Freunde, Nachbarn, die Erzieherin, der Lehrer, die Lehrerin ... Sie können das Kind rechtzeitig und wahrheitsgemäß über den Tod des geliebten Menschen informieren. Dies sollten, wenn möglich, die Eltern tun. Sie können dem Kind auch die Möglichkeit geben, sich von dem Sterbenden, dem Toten zu verabschieden. Dabei können dem Kind die Eltern, aber auch andere vertraute Personen beistehen.

Wenn der Tod eines geliebten Menschen das Leben eines Kindes erschüttert hat, wenn die Abwesenheit des geliebten Menschen eine Lücke im Lebensgefüge des Kindes hinterlassen hat, braucht es Halt. Es braucht Sicherheit um die Lücke herum, die der geliebte Mensch hinterlassen hat, damit es sich wieder fassen kann und allmählich lernt, mit der Lücke zu leben, die Lücke zu verwandeln.

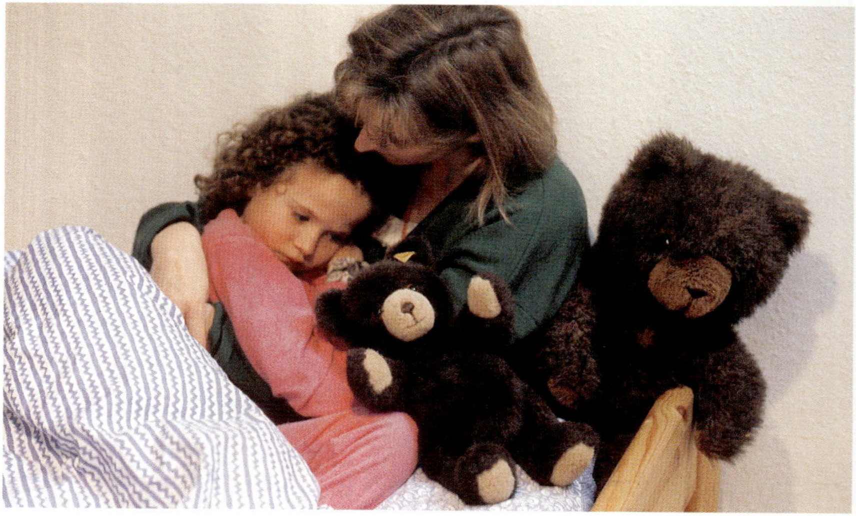

Den Tod Kindern mitteilen

Wenn Opa, Oma, Vater, Mutter, Geschwister, Freund oder Freundin der Familie oder des Kindes oder ein anderer Mensch, der für das Kind bedeutungsvoll war, gestorben ist, so erleidet das Kind einen schweren Verlust.

Genau wie Erwachsene braucht es die klare Mitteilung über den Tod des geliebten Menschen, damit es richtig trauern kann.

Es kann sein, daß Sie als erwachsener Mensch, als Vater, als Mutter, dann Sätze aussprechen müssen wie die folgenden:

Wie schmerzlich ist es für Eltern, ihrem Kind den Tod eines Menschen mitzuteilen ... Und doch ist es so wichtig für ein Kind, daß es diese Nachricht direkt, sofort und klar erhält. Wenn es rechtzeitig und wahrheitsgemäß informiert wird, spürt es, daß seine Eltern es ernst nehmen. Es wird in die Trauer der Familie eingebunden. Wird ein Kind spät oder falsch informiert, fühlt es sich allein gelassen, isoliert, verwirrt ... es spürt die Veränderungen und kann sie nicht richtig deuten.

Das heißt, das Kind soll rechtzeitig vom Tod eines geliebten Menschen unterrichtet werden.

Sandras Opa ist gestorben, Sandra ist fünf Jahre alt, ihr Vater sagt zu ihr: „Sandra, der Opa ist heute nacht gestorben ...“

Tobias Vater ist bei einem Verkehrsunfall ums Leben gekommen, Tobias ist neun Jahre alt. Die Polizei war gerade da und hat seiner Mutter die Todesnachricht überbracht. Tobias hatte in seinem Zimmer gespielt. Als er ins Zimmer kommt, ist die Polizei gerade am Gehen. Seine Mutter sagt zu ihm: „Tobias, die sagen, Papa ist tot ... ein Verkehrsunfall ... sie haben ihn noch ins Krankenhaus, und da ist er gestorben ...“

Marions Schwester Tina hat eine Überdosis Tabletten genommen, Marion ist vierzehn Jahre alt, ihr Vater sagt zu ihr: „Marion, Tina ist tot, sie hat sich das Leben genommen ... gestern abend ...“

Mareikes Mutter hat ihre liebste Freundin durch Tod verloren. Mareike ist sechs Monate alt, ihre Mutter hat sie im Arm, sie weint und sagt: „Mareike, meine liebste Freundin ist gestorben, ich bin so traurig ...“

Kinder brauchen wahre Antworten

Sobald Sie Ihrem Kind mit einem Todesfall begegnen, wird es spüren, daß etwas mit Ihnen geschehen ist … dann sollten Sie Ihrem Kind sagen, was passiert ist … daß der geliebte Mensch gestorben ist …
Das heißt, das Kind soll wahrheitsgemäß unterrichtet werden.
Es soll erfahren, daß der geliebte Mensch gestorben ist, daß er tot ist, daß er nicht wiederkommt.
Das Kind soll erfahren, warum der geliebte Mensch gestorben ist, soweit Sie das zu diesem Zeitpunkt selbst wissen. „… sie ist von einem Auto angefahren worden … sein Herz war krank und hat aufgehört zu schlagen …“
Die Worte, die Sie dabei benutzen, sollten dem Alter und Kenntnisstand Ihres Kindes angemessen sein. Extreme Details sollten Sie nicht direkt beschreiben, und trotzdem sollten Sie die Wahrheit sagen.
Was heißt das konkret?
Wenn das Kind von Ihnen Dinge erfahren möchte, über die Sie selbst noch nichts wissen, so sagen Sie, daß Sie weiter mit ihm darüber sprechen werden, wenn Sie selbst mehr wissen.

Wenn sich jemand das Leben genommen hat

Bei einem Suizid ist es besonders schwer, ehrliche Worte zu finden, die dem Alter und Kenntnisstand des Kindes entsprechen.
Einem kleinen Kind könnte man sagen: „… er ist an großer, großer Traurigkeit gestorben, er war so traurig, daß er nicht mehr leben wollte. Kinder können eigentlich

Wie Sie Ihr Kind informieren können – Beispiele

Ihr Mann/Ihre Frau ist tödlich verunglückt, er/sie war schwer verletzt.
Sie haben Ihren Mann/Ihre Frau identifiziert, und sein/ihr Anblick hat Sie entsetzt.
Einem dreijährigen Kind können Sie sagen: *„Der Papa ist mit dem Auto gefahren, und er ist mit einem anderen Auto zusammengestoßen, davon hat der Papa ganz viele, ganz schlimme Auas, da und da und da, davon ist er gestorben.“*
Einem sechsjährigen Kind können Sie sagen: *„Die Mama ist auf der Autobahn mit einem anderen Auto zusammengestoßen … Sie hat von dem Unfall viele schlimme Wunden, am Bauch und am Kopf, sie hat viel Blut verloren, und daran ist sie gestorben.“*

nicht so traurig werden. Ich war auch noch nie so traurig."
Einem größeren Kind könnte man sagen: „... sie war so traurig, daß sie es anscheinend nicht mehr aushalten konnte, sie hat sich selbst das Leben genommen."
Wie ein Gespräch weitergeht und wie die Wahrheit in Worte gefaßt werden kann, hängt von den Fragen des Kindes ab. Das Kind kann über einen längeren Zeitraum immer wieder Fragen stellen, vielleicht auch die gleichen Fragen. Vielleicht möchte das Kind von Ihnen immer wieder die gleichen Antworten hören, um Sicherheit, um Orientierung zu finden. Wenn das Kind älter wird, dann werden sich auch die Fragen ändern. Sie sollten dann, dem Alter und dem Entwicklungsstand des Kindes gemäß, die entsprechenden Antworten geben.
Wenn Sie selbst Beistand brauchen, um einem Kind den Tod eines geliebten Menschen mitzuteilen, so bitten Sie einen vertrauten Menschen, Ihnen zu helfen.

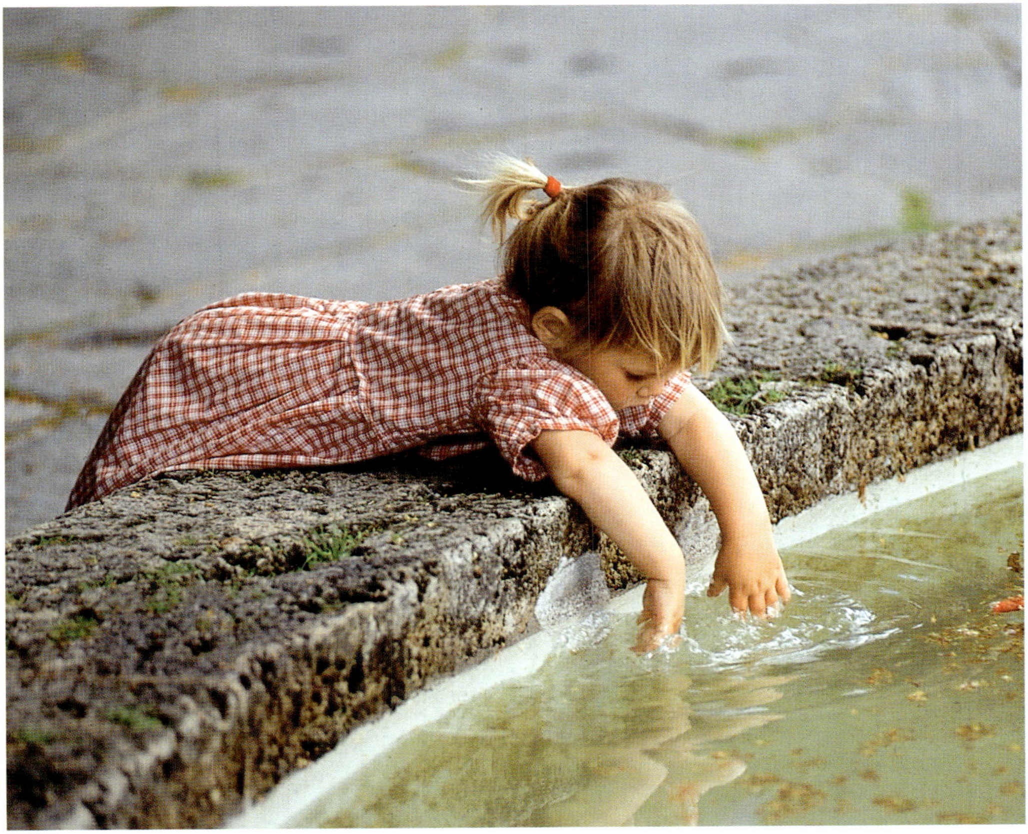

Mit Kindern Abschied nehmen

Den Tod eines geliebten Menschen zu glauben, ist für Erwachsene und Kinder schwer. Vielleicht haben Sie das selbst schon erfahren, oder Sie können es sich vorstellen.

Kindern und Erwachsenen gelingt es eher, den Tod zu begreifen, wenn sie sich von dem Sterbenden oder auch von dem toten Menschen verabschieden konnten. Das Abschiednehmen ist oft sehr schmerzvoll. Aber die direkte Erfahrung des Sterbens, die Begegnung mit dem toten Menschen ist eine wertvolle Erfahrung und hilft beim Trauern. Wir möchten Sie ermutigen, sich selbst diesen Erfahrungen zu öffnen. Und wenn Sie sich stark genug fühlen, lassen Sie auch Ihr Kind an diesen Erfahrungen teilhaben.

Wie Kinder sich von Sterbenden verabschieden können

Wenn der Tod eines geliebten Menschen absehbar ist, sollte das Kind davon unterrichtet werden. Es soll die Gelegenheit haben, mit dem

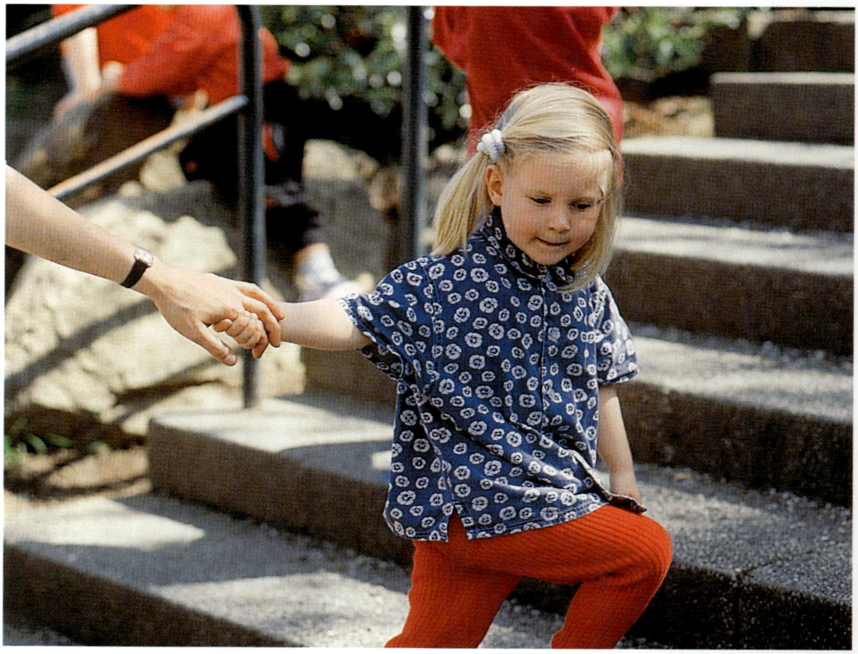

Sterbenden zusammen zu sein, sich von ihm zu verabschieden. Sie können mit Ihrem Kind gemeinsam den Sterbenden besuchen, vielleicht können noch Gespräche stattfinden ... vielleicht kann die Hand gehalten werden ... ein stiller Austausch stattfinden ...

Ob das Kind beim Sterben eines geliebten Menschen dabei sein soll, hängt sehr von den Umständen ab. Ist das Sterben eines geliebten Menschen eingebettet in eine Umgebung, die das Kind kennt ... sind Menschen da, die das Kind begleiten ... mit ihm sprechen ... es in den Arm nehmen ... die selbst offen und bereit sind für dieses Erlebnis ... dann kann ein Kind erleben, wie ein Mensch stirbt. Dies kann ihm dabei helfen, den Tod dieses Menschen zu begreifen und zu betrauern.

Für Kinder ist es wichtig, daß die Erwachsenen ihm zeigen, wie es sich dem Sterbenden nähern kann. Die Stimmung im Umgang mit einem Sterbenden wird von den Erwachsenen geprägt. Sind die Erwachsenen bereit, sich auf die Begegnung mit dem Sterbenden einzulassen, so werden die Kinder diese Bereitschaft spüren und es ihnen nachtun.

Haben die Erwachsenen Panik und Angst vor dem Umgang mit Sterbenden, wird sich diese Stimmung auf die Kinder übertragen.

Wenn Sie Ihr Kind zu einem Sterbenden mitnehmen, sollten Sie vorher mit ihm darüber sprechen, welche Situation es vorfinden wird ...

„Opa liegt zu Hause in seinem Bett, im Schlafzimmer. Die Oma hat sich den großen Sessel aus dem Wohnzimmer neben das Bett gestellt, da sitzt sie oft beim Opa. Auf dem Nachtkästchen neben dem Bett steht Opas Medizin, deshalb riecht es im Zimmer nach der Medizin. Opa ist sehr blaß, sein Gesicht ist ganz schmal, und er kann fast nicht mehr reden. Sein Atem hört sich seltsam an, es rasselt so. Ich glaube, Opa kann uns erkennen, er spürt es, wenn jemand seine Hand nimmt ... du kannst zu ihm sprechen, er hört dich ... "

Sprechen Sie mit Ihrem Kind hinterher über den Besuch, beantworten Sie seine Fragen. Es ist wichtig, daß Sie klare Antworten geben – die Ihr Kind, seinem Alter und Entwicklungsstand entsprechend, verstehen kann. Vielleicht können Sie auch darüber sprechen, wie es sich fühlt, wie Sie sich selber fühlen.

Wie Kinder sich von einem Toten verabschieden können

Wenn ein geliebter Mensch gestorben ist – und ganz besonders, wenn es ein schneller, unerwarteter Tod ist –, müssen auch Kinder die Möglichkeit zum Abschiednehmen haben. Wenn sie den geliebten Menschen tot sehen und ihn anfassen können – dann be-greifen sie. Sie begreifen, daß der Mensch tot ist, und sie begreifen, was „tot" ist. Der Trauerverlauf wird von dieser Erfahrung maßgeblich beeinflußt.

Seit vielen Monaten wartete Familie S., Mutter, Vater und zwei Kinder, auf das „neue" Baby. Am Abend begannen die Wehen, Oma kam, um auf die Kinder aufzupassen. Die Eltern fuhren in die Klinik. Am nächsten Mittag kam der Anruf des Vaters aus der Klinik, das Baby sei am späten Abend, kurz nach der Geburt, gestorben. Die Oma fuhr mit den beiden Kindern in die Klinik, wo sie die Eltern mit dem toten Kind in einem ruhigen Zimmer vorfanden. Der Vater hatte das Baby im Arm ... es hatte einen Strampelanzug an. Die Kinder konnten das tote Baby anschauen ... weinen ... es anfassen ... darüber sprechen, warum es nicht leben konnte ...

Wenn der tote Mensch zu Hause in seinem alltäglichen Lebensumfeld aufgebahrt wird, wenn nahestehende Menschen kommen und sich verabschieden, so hat das Abschiednehmen Zeit.
Ist der Verstorbene im Krankenhaus oder in der Leichenhalle, so ist es auch dort möglich, mit den Kindern zusammen den Toten noch einmal anzusehen, ihn zu berühren ... Wenn die Angehörigen es wünschen, können sie ihren Verstorbenen in der Aussegnungshalle aufbahren lassen.
Ist in der Familie ein Elternteil gestorben, kann es helfen, wenn ein anderer vertrauter Erwachsener die Familie begleitet, wenn sie sich von der verstorbenen Mutter, von dem verstorbenen Vater verabschiedet. Der überlebende Elternteil ist durch den Verlust des Partners möglicherweise so stark betroffen, daß er dem Kind oder den Kindern nicht genügend Halt geben kann.
Ist der geliebte Mensch durch einen Unfall oder durch Suizid gestorben, ist sein Anblick stark verändert, so stellt sich für viele Menschen die Frage, ob man den Toten anschauen sollte. Auch hier ist es für Kinder gut, wenn sie sich im Schutz eines vertrauten Menschen verabschieden können. Die Vorstellungen und Phantasien der Kinder sind möglicherweise viel schrecklicher, als der tatsächliche Anblick. Nur wenn jemand sehr stark entstellt ist, ist es günstiger, in einer anderen Form von dem Verstorbenen Abschied zu nehmen. Für Kinder ist dann wichtig, daß die Erwachsenen darüber sprechen, daß sie erzählen, welche Verletzungen der tote Mensch hatte, was zum Tod geführt hat.

Abschied nehmen bei der Beerdigung

Kinder sollten Gelegenheit haben, bei der Bestattung des geliebten Menschen dabei zu sein. Auch hier brauchen Kinder die Begleitung eines vertrauten erwachsenen Menschen, der sie schützt und ihnen Halt gibt. Manche Kinder möchten nicht an der Beerdigung teilnehmen, dies ist zu akzeptieren. Wenn Kinder später Interesse an der Beerdigung zeigen, können die Eltern und andere Erwachsene davon erzählen, das Grab zusammen besuchen …

Bei der Gestaltung der Trauerfeier und/oder der Beerdigung können Sie Ihr Kind mit einbeziehen. Sie können mit Ihrem Kind den Ablauf besprechen, ihm Vorschläge machen, was es tun könnte. Selbst Musik machen … das Lieblingslied des Verstorbenen mitsingen … ein selbstgemaltes Bild … einen Brief … einen bedeutungsvollen Gegenstand in den Sarg legen …

Bei der Beerdigung kommen all die Menschen zusammen, die mit dem Verstorbenen verbunden waren, die Familie, die Verwandten, Freunde, Arbeitskollegen, Nachbarn … Ein Kind kann dabei wahrnehmen, in welche Lebenskreise der Verstorbene eingebunden war. Durch die Teilnahme an der Bestattung nimmt ein Kind in der Gemeinschaft der Lebenden, an der Verabschiedung des Toten teil.

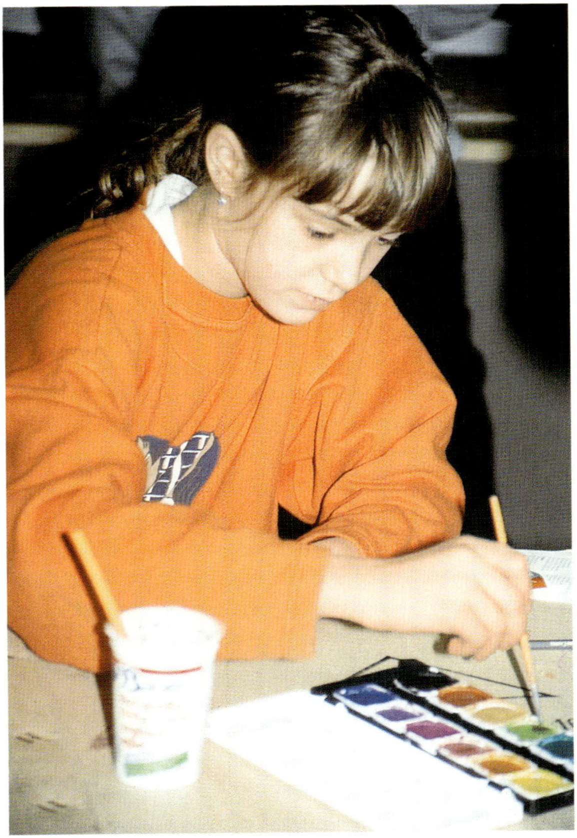

Halt geben

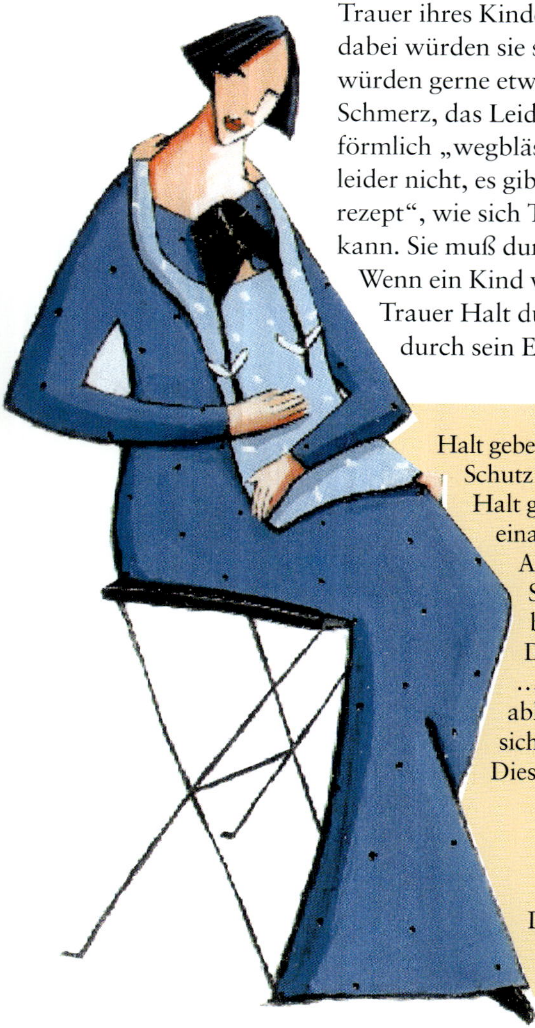

Wer traurig ist, braucht Trost.
Bei der Begegnung mit trauernden Menschen fühlen sich viele oft hilflos, sie sind unsicher, sie wissen nicht, wie sie trauernde Menschen trösten können. Auch Eltern können sich im Angesicht einer großen Trauer ihres Kindes hilflos fühlen, dabei würden sie so gerne helfen. Sie würden gerne etwas tun, was den Schmerz, das Leid ihres Kindes förmlich „wegbläst". Dies geht leider nicht, es gibt kein „Patentrezept", wie sich Trauer auflösen kann. Sie muß durchlebt werden.
Wenn ein Kind während seiner Trauer Halt durch seine Eltern, durch sein Elternteil und andere Menschen erfährt, so ist dies Trost.
Der Tod eines geliebten Menschen bringt die Lebenswelt eines Kindes ins Wanken. Es kann Gefühle der Unsicherheit, Angst und Orientierungslosigkeit empfinden.
Sie können Ihrem Kind helfen, wenn Sie ihm Halt geben.
Manchmal wollen Kinder keinen oder wenig Körperkontakt. Dann sollten Sie ihm den Körperkontakt nicht aufzwingen. Vielleicht kommt es zu einem späteren Zeitpunkt auf sie zu und bedarf dann der körperlichen Zuwendung.
Es gibt auch andere Möglichkeiten, einem Kind Halt zu schenken.

Halt geben – das bedeutet: Da-sein … aus-halt-en … bereit-halt-en … Schutz geben …
Halt geben – auf vielfältige Weise können sich Menschen untereinander Halt geben.
Auch wenn die Worte fehlen.
Sie können Ihrem Kind Ihre Hand, Ihren Arm, Ihren Körper bieten.
Die Hand halten … im Arm halten … auf dem Schoß sitzen … die Arme um den Hals schlingen … streicheln … den Kopf ablegen … einander umarmen … sich einander zuwenden … sich anschauen …
Dies sind Botschaften, die für ein Kind bedeuten können:

Ich bin nicht allein.
Ich werde geschützt.
Ich werde gesehen.
Ich spüre Wärme.

Diese Botschaften sind wichtig für das Kind, sie geben ihm Halt in seiner, manchmal stark veränderten, Lebenswelt.

Sie können ihm aufmerksam begegnen.
Sie können gesprächsbereit sein. Ein Kind wird Ihre Bereitschaft spüren und Ihr Angebot nutzen, wenn es selbst sprechen möchte.
Sie können gemeinsam mit ihm etwas tun, was dem Kind Spaß macht, etwas, bei dem es sich selbst spüren kann.
Es ist wichtig, daß Sie Ihr Kind im Bewußtsein haben, daß Sie es trotz aller Trauer, Sorgen und Schmerzen nicht aus dem Blick verlieren.
Und wenn Sie selbst es nicht vermögen, Ihrem Kind in ausreichendem Maß Halt zu geben, so ist es gut, wenn Sie eine andere erwachsene Person finden, die dem Kind Schutz und Halt geben kann.

Was kann noch Halt geben?

Es ist günstig, die Umgebung des Kindes zunächst in etwa so zu belassen, wie sie war. Es ist gut, wenn es in der Wohnung, in dem Haus, in dem sie bisher wohnten, bleiben kann; wenn die Einrichtung der Wohnung, des Hauses nicht wesentlich umgestellt oder ausgetauscht wird.
Weiterhin ist es günstig, wenn Sie die Tageseinrichtung oder die Schule, die Ihr Kind besucht, vorerst nicht wechseln. Wenn das nächste Lebensumfeld wie die Freunde und Kameraden in Schule oder Kindergarten, die Nachbarn, die vertrauten Plätze zum Spielen, die Wege erhalten bleiben. Dies bedeutet Stabilität und Halt für ein Kind.
Und es ist gut, wenn im Alltag des Kindes viele gewohnte Abläufe, Ereignisse, Tätigkeiten beibehalten werden.
Wenn Freunde und Freundinnen zu Besuch kommen, wie immer … wenn das Kind mit ihnen spielt … Wenn Sie mit Ihrem Kind Dinge tun, die sie immer gemeinsam getan haben, wie schwimmen gehen, spazierengehen …
Wenn es trotz aller Trauer auch ein „normales“ Kinderleben leben darf.

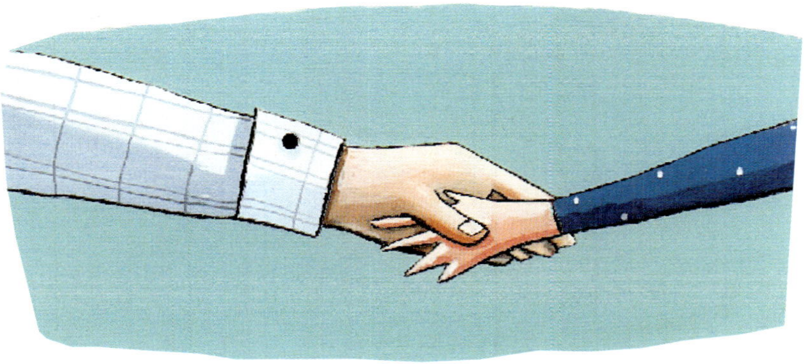

Gefühle erkennen lassen

Kinder sind beim Trauern auf eine Umgebung angewiesen, die ihr Trauern und all die Gefühle, die damit einhergehen, zuläßt.
Kindern hilft es, wenn sie in den Trauerprozeß der Familie eingebunden sind.

Kindern hilft es, wenn sie Halt und Sicherheit erfahren. Und Kindern hilft es, wenn sie erkennen können, daß auch die Erwachsenen trauern, daß auch die Erwachsenen von ähnlichen Gefühlen bewegt und erschüttert werden, wie sie selbst.

David ist sieben Jahre alt, seine Mutter ist vor drei Monaten an Krebs gestorben. Er und sein Vater leben nun alleine in der alten Wohnung. Vormittags ist David in der Schule, nachmittags ist seine Oma da. In Davids Innerem könnte es so aussehen:

Meine Mama ist tot ... ich bin so schrecklich traurig, weil sie nicht mehr da ist ... manchmal muß ich so schlimm weinen ... ich bin so wütend auf sie, weil sie uns allein gelassen hat ... ich möchte so gerne, daß sie wiederkommt ...

Mein Papa ist auch so traurig, ich hab' gesehen, wie er geweint hat ... er hätte auch so gerne, daß die Mama wieder zurückkommt ... er hat gesagt, das geht nicht ... er hat gesagt, aber ich bin bei dir, und Oma ist da, und ... ist da ...

Manchmal sitzt Papa da und sagt gar nichts ... er hat mir gesagt, daß er dann so traurig ist ... wegen der Mama, daß er gar nichts sagen kann ...

Einmal war Papas Freund Michael da, da hat der Papa so arg geweint ... da hat der Michael den Papa in den Arm genommen ... und mich hat er auch in den Arm genommen ... und danach haben wir uns von der Mama erzählt ... und Michael hat gekocht ...

Wenn Papa und ich ins Schwimmbad gehen, sind wir manchmal lustig zusammen ... so wie früher ... aber wenn wir nach Hause kommen ... dann ist die Mama wieder nicht da ... und Papa schaut dann manchmal so ... und dann machen wir uns selbst etwas zu essen.

So ähnlich kann es einem Kind ergehen, dessen Mutter gestorben ist. Wenn es erkennen kann, daß auch seine vertrauten Bezugspersonen in einem besonderen Zustand sind, daß sie trauern, so ist das Kind mit seinen Gefühlen nicht so allein. Wenn sie ihm zu manchen Ausdrucksweisen der Trauer, wie trostloses Schweigen, noch eine Erklärung geben können, so wird dies dem Kind sehr dabei helfen, solche Zustände der Erwachsenen auszuhalten.

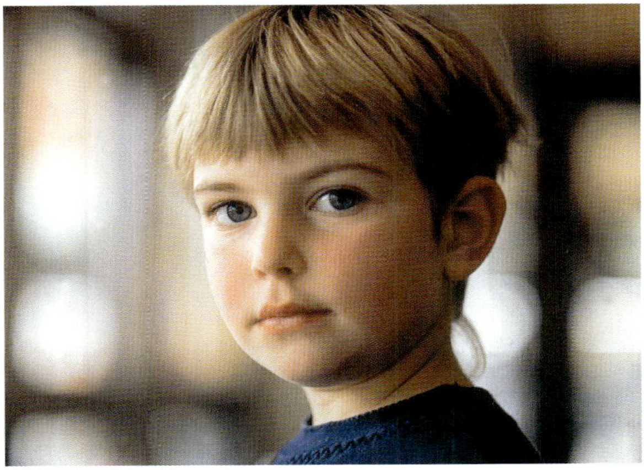

Erwachsene sollen und dürfen den Kindern ihre Gefühle der Trauer zeigen, mit ihnen zusammen trauern. Sie sollten es dann tun, wenn ihre Gefühle ein Ausmaß haben, bei dem sie auch noch die Gefühle des Kindes erkennen können und dem Kind ein gewisses Maß an Schutz zukommen lassen können.
Sehr starke Gefühlsausbrüche können Kinder ängstigen und auch dazu führen, daß das Kind den Erwachsenen schützen möchte und deshalb die eigene Trauer nicht mehr zuläßt. Andererseits kann ein Kind sich sehr einsam und isoliert fühlen, wenn ein Vater, eine Mutter dem Kind die eigenen Gefühle nicht zeigt und nicht über den geliebten verstorbenen Menschen spricht. Es entsteht dadurch eine Atmosphäre, die es auch für das Kind schwer macht, seine Gefühle zu zeigen, seine Gedanken und Fragen im Zusammenhang mit dem Verstorbenen zu äußern. Kinder lernen von ihren Eltern, die Eltern sind den Kindern auch beim Trauern ein Vorbild.
Manchmal sind Erwachsene auch so von ihrem Schmerz gequält, so sehr von ihrer Trauer erschüttert, daß sie ihr Kind kaum mehr wahrnehmen können. Für das Kind kann dies bedeuten, daß nun auch dieser Mensch nicht mehr erreichbar ist, es kann sich sehr einsam und isoliert fühlen.
In solchen Zeiten ist es hilfreich, wenn ein anderer vertrauter Mensch dem Kind beisteht. Wenn dieser Mensch ihm sagt, daß die Mutter oder der Vater ganz schlimm traurig ist und sich deswegen so verhält und daß sich dies wieder ändern wird.
Es ist hilfreich für ein Kind, wenn es erlebt, daß ein anderer Mensch den Vater oder die Mutter tröstet und hält, wenn es erlebt, daß ein Mensch dem Sturm dieser Gefühle standhält. Und es ist hilfreich, wenn Vater oder Mutter selbst, wenn er oder sie sich wieder gefaßt hat, mit dem Kind darüber sprechen kann.

Sich an den verstorbenen Menschen erinnern

Sich an den Verstorbenen erinnern … das ist manchmal sehr schmerzhaft … und doch ist es so wichtig … Der tote Mensch ist abwesend … für immer … aber weil Sie ihn kannten, weil Sie ihn liebten, ist er auch da … durch das Erinnern wird der geliebte Mensch auf eine gewisse Weise lebendig … und ist doch tot.
Im Laufe des Trauerns entsteht durch das Erinnern eine neue Art der Beziehung zu dem toten Menschen, die seine endgültige Abwesenheit und eine besondere Art der Anwesenheit vereint.
Für manche Menschen wird der Verstorbene ein tröstlicher Begleiter durchs Leben.
Das Erinnern hilft dem Kind, die Lücke, die der geliebte Mensch hinterlassen hat, zu verwandeln. Dabei können Sie ihm helfen.
Es gibt verschiedene Möglichkeiten, sich zu erinnern …

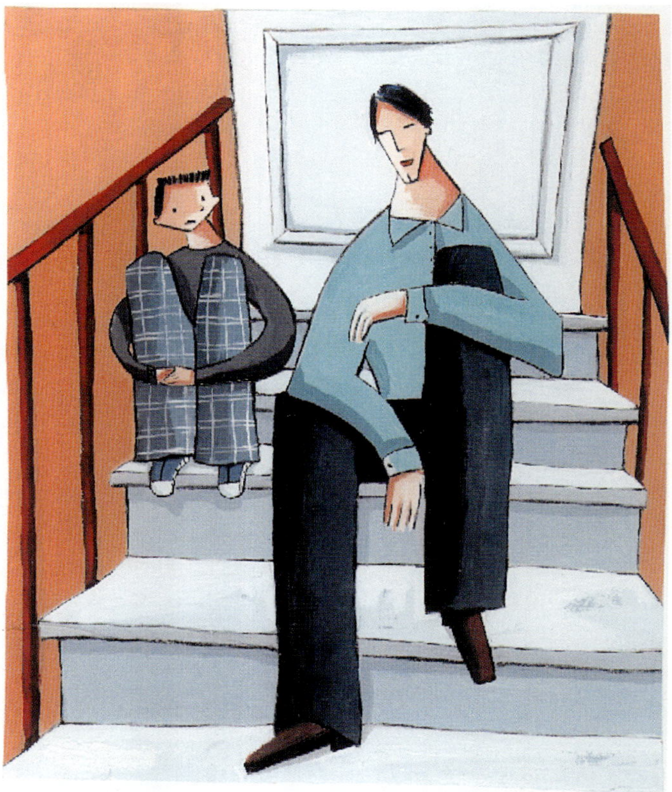

Über den verstorbenen Menschen sprechen

Im Laufe einer Trauerzeit, die günstig verläuft, nimmt der Schmerz beim Erinnern ab.
Es ist wichtig, mit den Kindern, immer, wenn sie es wünschen und wenn es Ihnen möglich ist, über den Verstorbenen zu sprechen. Kinder, vor allem kleinere, können ihren Wunsch, über den Toten zu reden, noch nicht direkt aussprechen. Es ist deshalb von Vorteil, wenn Sie als Eltern die Erinnerung an den Toten pflegen. Dies kann im persönlichen Kreis geschehen, dies kann in einer öffentlichen Form geschehen.
Es kann für Ihr Kind hilfreich in seiner Trauer sein, wenn Sie sich mit ihm zusammen an den verstorbenen Menschen erinnern, an gemeinsame Erlebnisse denken, wenn Sie darüber sprechen. Diese Gespräche können sich zufällig aus dem Alltag ergeben. Wenn Sie zum Beispiel eine Hausarbeit machen, die Treppe kehren, so fällt Ihnen ein, daß Ihre Mutter, die Oma Ihres Kindes, immer von Ihnen wollte, daß Sie die Treppe feucht wischen – wenn Sie nur diesen Gedanken Ihrem Kind mitteilen, kann sich ein Gespräch über die verstorbene Oma ergeben.
Im Laufe ihres Lebens, ihrer Entwicklung, können Kinder immer wieder andere Fragen haben, die sie an dem verstorbenen Menschen interessieren. Dies trifft in besonderem Maße bei Kindern zu, die ein Elternteil durch Tod verloren haben. Es ist deshalb für Sie als Eltern wichtig, darauf zu achten, daß Sie Ihrem Kind in seinen verschiedenen Altersstufen in Ihren Erzählungen und Erinnerungen gerecht werden.

Was kann man alles über einen verstorbenen geliebten Menschen erzählen, was interessiert ein Kind?
Was er gerne gegessen hat ... wie er gerne gekleidet war ... ob er Musik gehört hat ... ob er gerne getanzt hat ... welches Lieblingsspielzeug er hatte ... welche Spiele er am liebsten gespielt hat ... was er besonders gut konnte ... was er nicht so gut konnte ... was schwierig mit ihm war ... was besonders schön mit ihm war ...

Erinnerungen und Gespräche können auch bewußt geführt werden. Sie können Plätze und Orte aufsuchen, die der verstorbene Mensch sehr gemocht hat ... an denen Sie zusammen schöne Dinge erlebt haben ... Sie können sich daran erinnern und die Erinnerungen mit Ihrem Kind austauschen.
Eine andere schöne Möglichkeit, sich zu erinnern, ist das Betrachten von Fotografien. Sie können dies mit Ihrem Kind zusammen tun und von der Zeit, als die Fotografie aufgenommen wurde, erzählen.

Das Grab als Ort der Erinnerung

Das Grab des Verstorbenen ist für viele Menschen als Ort der Erinnerung sehr wichtig. Vielleicht ist das für Sie und Ihr Kind auch so.
Beim Besuch des Grabes können Sie mit dem Toten Zwiesprache halten, wenn Sie religiös sind auch beten. Sie können diese Zwiesprache innerlich halten, dann wird Ihr Kind die Stimmung wahrnehmen, die in Ihnen dabei auftaucht, und davon lernen. Wenn es fragt, können Sie ihm erklären, was Sie tun. Sie können am Grab auch laut Ihre Gedanken äußern, wenn Sie dies gerne oder gewöhnlich tun, Ihr Kind kann es Ihnen nachtun und seine Gefühle und seine Gedanken äußern.

Andere Orte der Erinnerung

Wenn das Grab des verstorbenen Menschen weiter weg ist, wenn es für Sie oder Ihr Kind ein Bedürfnis ist, können Sie sich selbst einen Ort gestalten, der besonders der Erinnerung, der Zwiesprache mit dem verstorbenen Menschen dienen soll. Das kann ein besonderer Platz in der Wohnung sein.

Gedenktage

Alljährlich kehrt der Sterbetag des geliebten Menschen wieder. An diesem Tag kann man in einer besonderen Weise des Toten gedenken. Christlich-religiöse Menschen lassen an diesem Tag häufig eine Messe für den Verstorbenen lesen. Andere suchen einen Ort auf, an dem sie

Die Pflege und das Schmücken des Grabes kann für Erwachsene und Kinder tröstlich sein. Es kann das Gefühl vermitteln, dem verstorbenen Menschen etwas Gutes zu tun, ihn zu erfreuen ...
Sie können die Lieblingsblumen des verstorbenen Menschen anpflanzen, in eine Vase stellen oder hinlegen ...
Sie können immergrüne Büsche anpflanzen ...
Sie können eine Kerze mitbringen und anzünden ...
Sie können einen Gegenstand mitbringen, über den sich der verstorbene Mensch gefreut hätte ...
Erklären Sie Ihrem Kind, welche symbolische Bedeutung Sie mit einzelnen Dingen ausdrücken möchten:
„Wir stellen einen Strauß mit weißen Lilien auf das Grab von Oma, diese Blumen hat sie besonders gerne gemocht."
„Diesen kleinen grünen Busch pflanzen wir für Opa, es ist ein Lebensbaum."
„Mit dieser Kerze tragen wir ein Licht – etwas Warmes, Helles, Lebendiges – zu Mama."
„Wir bringen für Martin ein Windrädchen, weil er Windrädchen so gerne hatte."

sich besonders mit dem Verstorbenen verbunden fühlen.
Wir möchten Sie ermutigen, gemeinsam mit Ihren Kindern eine Form des Gedenkens zu finden, die für Sie passend, angemessen, tröstlich ... ist. Vielleicht gelingt es Ihnen, den Tag in einer Weise zu verbringen, die eine gute Erinnerung an den Verstorbenen in Ihnen und Ihren Kindern wachruft.
In christlich-religiösen Kreisen wird am 1. und 2. November eines jeden Jahres Allerheiligen und Allerseelen begangen. Die Menschen gehen zur Kirche, auf den Friedhof und beten. Viele Familien treffen sich danach zum Essen, Trinken und Erzählen. Wenn Sie sich zugehörig fühlen, kann dies für Sie und Ihr Kind eine gute Weise des Totengedenkens sein.
Die Mexikaner erinnern sich am 1. und 2. November, beim Totenfest, in einer besonderen, lebendigen Art ihrer Toten. In Anselmas Geschichte haben Sie davon erfahren.

Sie können diesen Tag gemeinsam mit Menschen verbringen, die ebenfalls eng mit dem verstorbenen Menschen verbunden waren ...
Sie können einen Spaziergang zu einem Ort, der ihnen gemeinsam wichtig war, machen ...
Sie können ein gutes Essen, das Ihnen früher zusammen gut geschmeckt hat, zubereiten und verzehren ...

Sie können für den Verstorbenen Blumen hinstellen ... eine Kerze anzünden ... vom Spaziergang, von einer Reise, aus dem Urlaub etwas mitbringen, was ihm gefallen hätte ... eine Muschel ... einen Stein ...
Sie können sich allein oder mit Ihrem Kind hinsetzen und mit dem verstorbenen geliebten Menschen Zwiesprache halten.
Es kann auch ein Platz draußen in der Natur sein, der Sie, der Ihr Kind mit dem Verstorbenen besonders verbindet. Mit besonders schöner Aussicht ... mit einem besonderen Baum ... mit besonders schönen Blumen ... ein besonderer Ort, der Ihnen und Ihrem Kind die Zwiesprache mit dem geliebten Verstorbenen erleichtert.

Seit einigen Jahren gibt es auch in Deutschland ein mexikanisches Totenfest. In Berlin veranstaltet eine Gruppe von Künstlern das „Mexikanische Totenfest in Berlin“. Vor rund zehn Jahren entstand es aus einem privaten Totenfest. Inzwischen wird es alljährlich in einer Kirche oder einem Museum oder einem Kulturzentrum öffentlich gefeiert. Es werden „ofrendas“, Gabentische, Altäre für die Toten gerichtet. Es gibt Theater, Musik, Tanz, Essen ... auch Nachmittage für Kinder. Es ist ein Fest für die Toten und Lebenden. Vielleicht kann diese Art, der Toten zu gedenken, für Sie eine Anregung sein, nach eigenen Wegen zu suchen. Wege, wie Sie und Ihre Familie Ihren Gedanken und Ihren Gefühlen im Zusammenhang mit Tod und Trauer Ausdruck verleihen können.

Anna erzählt von ihrer Oma Charlotte

Anna ist neun Jahre alt und wohnt mit ihrer Schwester und ihren Eltern in einem größeren Dorf. Ihre Oma Charlotte ist vor zwei Jahren gestorben. Anna erzählt hier von ihrer Oma. Diese Geschichte können Sie Ihrem Kind vorlesen und vielleicht mit ihm über die Geschichte sprechen.

Meine Oma Charlotte

Meine liebe Oma Charlotte ist leider schon gestorben – an einem Schlaganfall. Sie war 72 Jahre alt. Ich war sieben Jahre alt, fast schon acht. Sie war die Mutter von meiner Mutter. Sie hat auch in Großdorf gewohnt, wie wir. Ihr Haus war so nah, daß ich sogar mit dem Fahrrad hinfahren konnte. Mein Opa Georg, ihr Mann, der ist schon lange gestorben, an den kann ich mich nicht erinnern. Ich habe eine Perlenkette von Oma, aus weißen Perlen mit einem goldenen Verschluß, Mama hat sie mir gegeben. Ich weiß noch, wie meine Oma die Kette immer getragen hat. Auf ihrem hellblauen Pullover hat sie so schön ausgesehen. Oma hatte diese Kette sehr gerne.

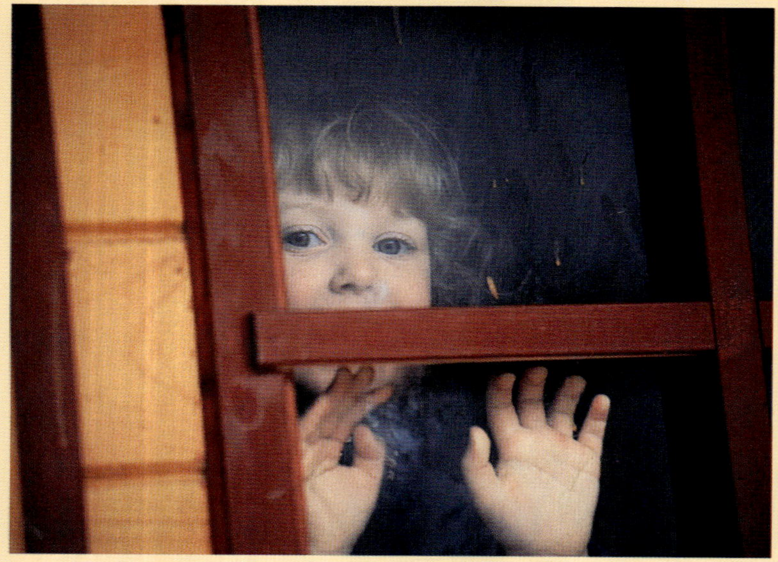

Meine Oma Charlotte – ich wollte euch ja von ihr erzählen.
Also, ich habe sie mit meiner Schwester zusammen sehr oft besucht. Sie hat in einem schönen Haus mit einem Garten gewohnt. Meistens besuchten wir sie am Samstag vormittag. Da ist meine Mama oft zum Einkaufen in die Stadt gefahren, und wenn wir nicht mit wollten, konnten wir immer zu unserer Oma. Sie hat dann oft mit uns zusammen Kuchen gebacken.

Meistens hat sie Gewürzkuchen gemacht. Wenn der Kuchen fertig war, kam immer ganz dick Puderzucker darüber.
Manchmal ist Oma aber auch mit in die Stadt gefahren. Oft hat sie uns Pommes mit Ketchup spendiert.
Einmal hat meine Mama sich das Bein gebrochen. Sie ist auf der Straße ausgerutscht, es war nämlich Glatteis. Sie mußte ins Krankenhaus. Oma Charlotte hat uns ausgeholfen. Morgens hat Papa alles gemacht. Meine Schwester hat er in den Kindergarten gebracht, und ich ging zur Schule, wie immer. Mittags, wenn ich von der Schule nach Hause kam, waren Oma und meine Schwester schon da. Oma blieb den ganzen Tag bei uns, bis Papa wieder nach Hause kam. Sie hat eingekauft und Essen gemacht, es gab ganz oft Klöße, die konnte Oma so gut machen.
Als Mama wieder aus dem Krankenhaus heimkam, hat Oma uns noch ziemlich lange geholfen. Mama hatte nämlich noch lange Zeit einen dicken Gips am Bein und konnte nur mit Krücken gehen.

Wie meine Oma sehr krank wurde

Vor zwei Jahren wurde Oma plötzlich sehr krank. An einem Vormittag rief sie meine Mama an und sagte, sie fühle sich gar nicht gut. Mama solle doch kommen. Mama fuhr gleich zu Oma hin. Als sie ankam, lag Oma auf dem Sofa im Wohnzimmer und war bewußtlos. Mama hat sofort den Notarzt gerufen, der kam ganz schnell, zusammen mit einem Krankenwagen, und Oma wurde ins Krankenhaus in die Stadt gefahren. Meine Mama fuhr mit. Dort wurde Oma dann behandelt. Sie bekam Infusionen. Ich habe das gesehen, weil ich ein paarmal mit meiner Mama zu Besuch bei Oma Charlotte war. Da hing eine Flasche an einem Metallgestell an ihrem Bett. Es war eine gelbe Flüssigkeit in der Flasche, manchmal war sie auch weiß. Von der Flasche ging ein Schlauch zu Omas Arm, und da verschwand er unter einem Verband. Mama hat mir gesagt, der Schlauch geht in Omas Venen und die Flüssigkeit wäre sozusagen Omas Essen und Medizin.
Als ich Oma Charlotte zum erstenmal im Krankenhaus besuchte, war sie nicht mehr bewußtlos. Aber ihre ganze rechte Seite war gelähmt. Die konnte sie nicht bewegen. Auch das Sprechen fiel ihr schwer. Trinken ging auch nicht besonders gut. Ich wußte es schon, Mama hatte es mir gesagt.
Mama sagte zu Oma: „Anna ist mitgekommen." Wir setzten uns auf einen Stuhl bei Omas Bett, und ich saß auf Mamas Schoß. Mama hielt Omas gesunde Hand.
Wenn Oma etwas sagen wollte, konnten wir sie nicht immer verstehen, weil sie die Worte nicht so richtig aussprechen konnte. Beim Trinken half Mama ihr. Oma hatte eine Tasse, die war so ähnlich wie die Tassen, die kleine Kinder haben, damit sie nichts verschütten. Oma sah manchmal sehr traurig aus. Mama hat mir gesagt, daß es schlimm für Oma sei, daß sie sich nicht richtig bewegen und nicht so gut sprechen könne.
Manchmal habe ich Omas kranke Seite gestreichelt. Ihre Hand fühlte sich sehr komisch an, sie konnte meine Hand nicht drücken, es war gar keine Kraft mehr in ihrer Hand.

Wie meine Oma Charlotte gestorben ist

Eigentlich hatten wir gedacht, Oma würde wieder gesund werden. Denn es ging ihr wieder besser. Sie konnte die kranke Hand wieder ein wenig bewegen und auch besser sprechen. Aber dann ging es ihr ganz plötzlich wieder sehr schlecht. Ein Arzt aus dem Krankenhaus hat bei uns zu Hause angerufen und hat meiner Mama gesagt, daß es Oma schlecht ginge. Mama ist gleich zu Oma ins Krankenhaus gefahren. Als sie wieder zurückkam, war sie ganz traurig, sie hatte ganz verweinte Augen. Sie sagte uns, daß die Oma Charlotte vielleicht ganz bald sterben würde. Da sind meine Schwester und ich auch ganz traurig geworden. Mama hat lange telefoniert. Sie hat Papa auf der Arbeit angerufen und ihre Geschwister und auch einen Bruder von Oma, der noch lebt.

Dann hat sie mich und meine Schwester gefragt, ob wir Oma noch mal sehen wollten, bevor sie stirbt. Sie hat uns gesagt, daß Oma jetzt alleine in einem anderen Zimmer liege, daß sie wieder bewußtlos sei und daß sie beim Atmen sehr laut rasselt. Meine Schwester wollte lieber zu unseren Nachbarn gehen. Aber ich wollte Oma gerne sehen.

Mit meiner Mama bin ich zum Krankenhaus gefahren. Papa war schon da. Er hatte auf uns gewartet. Er sagte, Tante Lisa und Onkel Georg sind bei Oma. Wir sind dann zusammen in das Zimmer gegangen, wo meine Oma war. Oma Charlotte lag im Bett. Sie hatte die Augen zu und atmete ganz laut. Auf einem Tisch stand ein großer Strauß Pfingstrosen, und zwei Kerzen brannten.

Wir gingen zusammen zu Omas Bett. Tante Lisa und Onkel Georg saßen auf Stühlen neben dem Bett. Onkel Georg ließ uns auf seinen Platz. Ich setzte mich auf Mamas Schoß. Oma

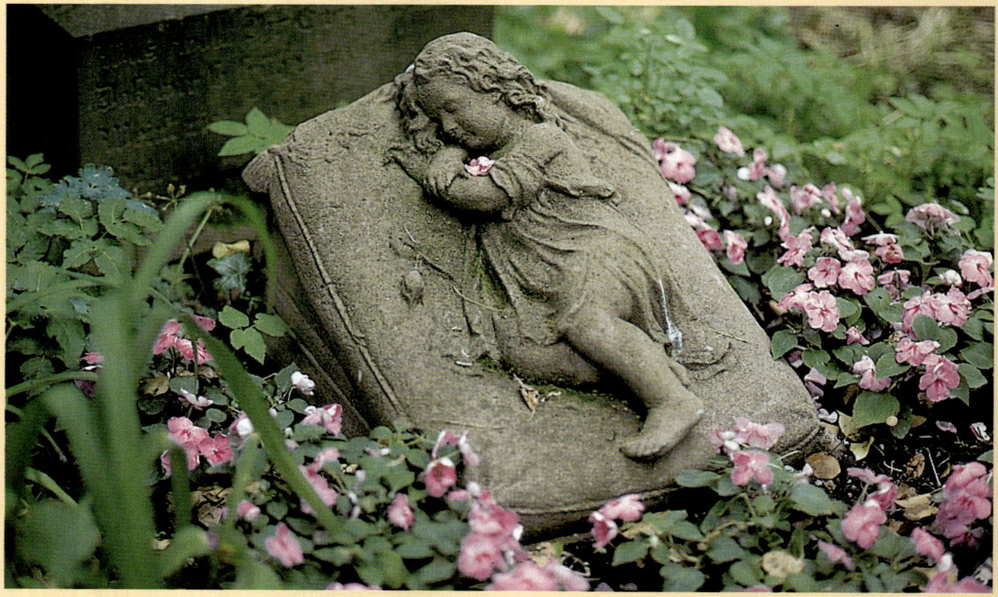

sah so anders aus, ihr Gesicht war sehr blaß. Mama nahm Omas Hand und sagte leise zu ihr: „Ich bin da, Anna ist auch mitgekommen." Ich streichelte ein bißchen über Omas Hand, sie war sehr kühl. Manchmal machte Oma die Augen auf und schaute so seltsam nach oben. Das war ganz komisch für mich.
Einmal kam eine Krankenschwester herein, sie machte Oma den Mund und die Lippen feucht. Mama sagte zu ihr, so lange sie hier sei, könne sie das auch machen.
Nach einer Weile sagte Mama zu mir: „Du kannst Oma etwas sagen, wenn du willst. Vielleicht hört sie dich noch." Da bin ich ganz nah zur Oma gegangen und hab' ihr was ins Ohr geflüstert, aber das ist nur für die Oma Charlotte gewesen, deswegen kann ich es auch nicht erzählen.
Danach bin ich mit Papa nach Hause gefahren. Mama ist noch dort geblieben. Als ich am nächsten Morgen aufstand, saß Mama im Wohnzimmer und weinte sehr. Ich bin zu ihr gegangen. Sie hat gesagt, daß Oma Charlotte gestorben ist. Ich konnte mir das gar nicht so recht vorstellen, daß Oma jetzt nicht mehr leben sollte. Ich habe auch geweint.

Wie wir meine Oma Charlotte begraben haben

Zwei Tage später wurde Oma Charlotte beerdigt. Mama hatte für mich und meine Schwester neue Kleider für die Beerdigung von Oma gekauft. Dunkelblaue Samtkleider mit Blumen drauf, die hätten Oma sicher gefallen.
Es kamen ganz viele Leute zur Beerdigung. Viele kannte ich nicht. Ich ging zusammen mit Papa, und meine Schwester ging mit Mama. Ich hatte nicht gewußt, daß meine Oma so viele Menschen gekannt hatte. Es war sehr traurig. Mama weinte immer wieder und auch Tante Lisa. Auch Papa hat geweint und Onkel Georg auch. Ich habe auch immer wieder geweint. Und gleichzeitig konnte ich mir nicht vorstellen, daß meine Oma Charlotte nie mehr wieder kommen sollte.
Danach sind wir in den „Grünen Baum" zum Essen gegangen. Mit Oma hatten wir da sonst auch manchmal gegessen. Beim Essen wurde viel von Oma erzählt und auch von ihrem Mann, meinem Opa Georg.

Wie meine Mama traurig war

Meine Mama war ziemlich lang sehr traurig, weil ihre Mutter gestorben war. Manchmal saßen wir beim Essen, und auf einmal weinte sie. Papa hat Mama dann oft in den Arm genommen. Aber manchmal weinte sie dann noch schlimmer. Einmal hat sie richtig gezittert. Später hat Mama zu uns gesagt, daß das halt manchmal so sei, wenn jemand gestorben ist, den man sehr gern gehabt hat. Sie sagte auch noch, daß die Traurigkeit nach einer Zeit wieder aufhören wird.
Mama ist oft auf den Friedhof zu Oma Charlottes Grab gegangen und hat ihr Blumen gebracht. Ich und meine Schwester sind auch manchmal mitgegangen. Auf dem Weg dorthin hat Mama uns oft von Oma erzählt. Mir gefällt es sehr gut, wenn Mama Geschichten von früher und von Oma Charlotte erzählt.

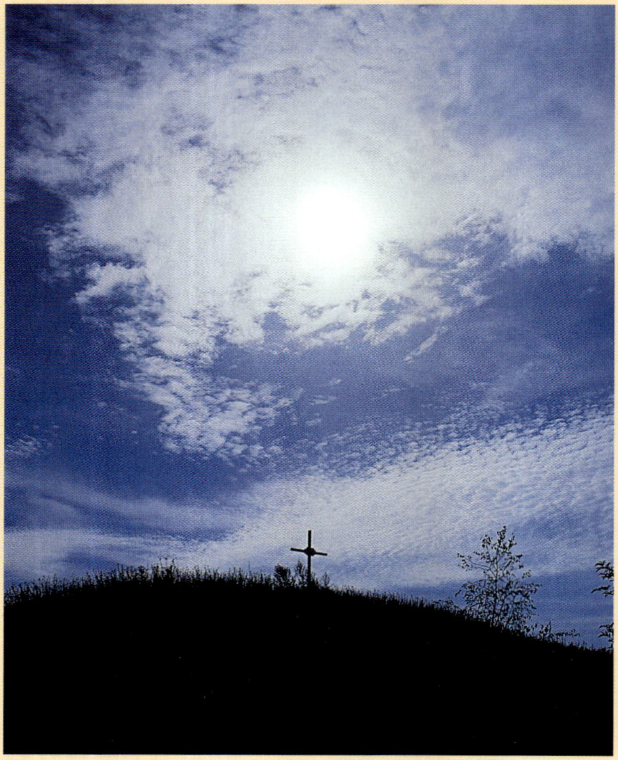

Wie ich selbst traurig war

Ich habe wegen Oma Charlotte auch oft geweint. Immer, wenn ich an ihrem Haus vorbeifuhr, habe ich gedacht, sie müßte jetzt gleich herausschauen. Abends im Bett mußte ich auch ganz oft an sie denken. Mir ist dann eingefallen, was wir mit ihr zusammen gemacht haben, und ich hab' überlegt, warum sie eigentlich gestorben ist.

Irgendwie finde ich es auch nicht gerecht, daß meine Oma schon gestorben ist. Ich hätte sie gerne noch oft besucht.

Einmal bin ich mit dem Fahrrad zum Haus von Oma gefahren. Das Haus wurde gerade renoviert, weil es vermietet werden sollte. Die Arbeiter waren schon weg. Es war niemand mehr am Haus. Ich bin in den Garten gegangen, habe mich unter den Kirschbaum gesetzt und hab' geweint, weil Oma einfach nicht mehr da ist. Auf einmal bin ich so wütend geworden. Ich hab' herumgesucht, und dann habe ich Erde aus einem Blumentopf genommen und sie gegen die Haustür geworfen. Dreimal habe ich das gemacht. Ich weiß eigentlich nicht, warum ich es gemacht habe. Danach habe ich die Türe wieder abgeputzt so gut es ging und bin nach Hause gefahren. In der Nacht hab' ich von Oma geträumt.

Wie es mit meiner Oma jetzt ist

Jetzt ist Oma Charlotte schon zwei Jahre tot. Manchmal, wenn Mama etwas von ihr erzählt, dann weiß ich wieder ganz genau, wie Oma war. Das ist schön.

Aber ich finde es auch immer noch traurig, daß sie nicht mehr da ist und daß ich sie nicht mehr besuchen kann. Zum Geburtstag habe ich von ihr immer etwas Besonderes bekommen. Ich glaube, Oma hatte mich sehr gerne. Ich habe eine Wolljacke, die sie für mich gestrickt hat. Sie paßt mir gerade noch. Ich ziehe sie sehr gerne an. Und dann habe ich noch die Perlenkette von Oma Charlotte, aber das habe ich schon ganz am Anfang erzählt.

Hilfe annehmen – Hilfe suchen

Menschen haben Zeiten der Stärke – dann können sie Hilfe geben. Menschen haben Zeiten der Schwäche – dann sollten sie Hilfe annehmen. Geben und Nehmen ist ein Teil des Menschseins.
Trauernde Menschen können durch die Liebe, die Zuneigung, Begleitung und Unterstützung ihrer Mitmenschen eine große Hilfe erfahren.
Wenn sie von heftigen Gefühlen hin und her gerissen werden, wenn sie die Trostlosigkeit überfällt, wenn ihr Verhalten manchmal widersprüchlich erscheint, wenn ihr Schmerz furchtbar ist, dann brauchen sie Begleiter, die zuhören ... die da sind ... die den Schmerz da sein lassen ... Begleiter, die sie nicht verlassen ...
Wenn Sie selbst von einem schmerzhaften Verlust durch den Tod eines geliebten Menschen betroffen sind, möchten wir Sie ermutigen, Hilfe für sich, für Ihre Familie anzunehmen.
Wir möchten Sie ermutigen, sich Hilfe für Ihre Nöte zu suchen, auch wenn es für Sie ungewohnt sein mag, Hilfe anzunehmen.
Oft braucht man auch Mut und muß ein wenig über seinen „Schatten springen“, wenn man trauernden Menschen im eigenen Lebensumfeld beistehen möchte oder wenn man sie auf die Hilfemöglichkeiten fachlicher Art aufmerksam machen möchte.

Familien brauchen praktische Unterstützung

Familien, die eine Mutter, einen Vater, ein Kind durch Tod verloren haben, können Hilfe verschiedenster Art benötigen.

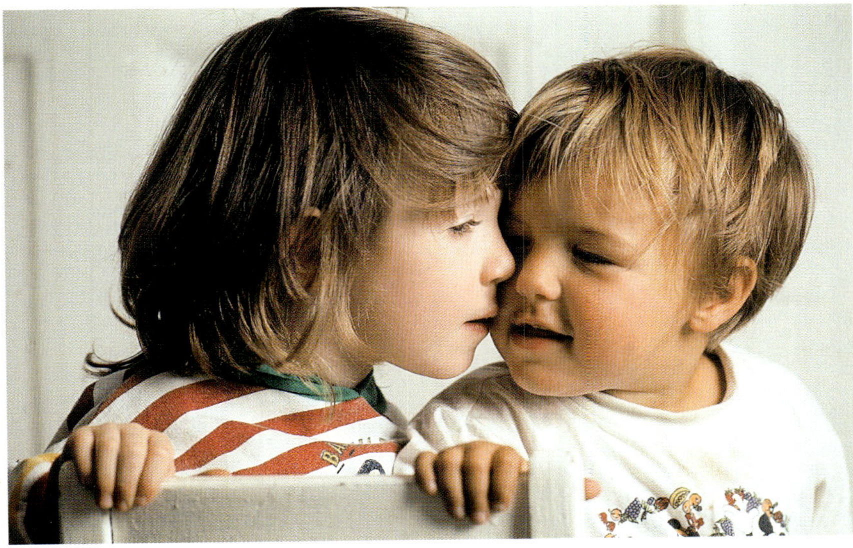

Die Hilfe kann von ganz praktischer Art sein, wie die Betreuung von Kindern, einkaufen, Begleitung bei Ämtergängen und ähnliches. Diese Hilfe kann von Verwandten, von Freunden, von Bekannten oder Nachbarn gegeben werden. Solche Hilfen können es einer Familie erleichtern, die plötzlichen Alltagsveränderungen, die mit einem Todesfall einhergehen, zu bewältigen und zu organisieren.
Bei Fragen organisatorischer oder wirtschaftlicher Art geben öffentliche Stellen wie Jugendamt, Sozialamt oder Arbeitsamt, Landesversicherungsanstalt, Bundesversicherungsanstalt Auskunft.
Wenn Sie Hilfe brauchen, um den Schmerz über den Verlust des geliebten Menschen zu ertragen ... die schwere Zeit der Trauer durchzustehen ... um Antworten zu finden ... wenn Sie Hilfe benötigen, um mit den Fragen Ihrer Kinder und mit der Trauer Ihrer Kinder umzugehen ... so können Ihnen Freunde und Verwandte eine große Hilfe sein. Auch Menschen, die das gleiche Schicksal wie Sie erlebt haben, können Ihnen beistehen.
Sie können zusätzlich fachliche Hilfe in Anspruch nehmen. Eine ganze Reihe öffentlicher Stellen, die wir Ihnen im folgenden Abschnitt kurz beschreiben möchten, bieten solche Hilfen an.

Hospizgruppen

In vielen großen Städten gibt es inzwischen Hospizgruppen. Mitarbeiter verschiedener Berufsgruppen betreuen gemeinsam mit ehrenamtlichen Mitarbeitern schwerkranke, sterbende Menschen und deren Angehörige. Manche Hospizvereine haben auch stationäre Hospize. Ein Haus, in dem Menschen, die keine Angehörigen haben oder deren Angehörige sie nicht zu Hause betreuen, in Würde und mit Begleitung sterben können. Von manchen Hospizvereinen werden auch Trauergruppen angeboten, in denen sich Menschen treffen, die einen geliebten Menschen durch Tod verloren haben.
Auskunft über eine Hospizgruppe in Ihrer Nähe erhalten Sie bei Stadt- oder Landkreisverwaltungen, bei Beratungsstellen und anderen öffentlichen Stellen.

Selbsthilfegruppen

In Selbsthilfegruppen können Sie Menschen finden, die von einem ähnlichen oder gleichen Schicksal betroffen sind. Ob es eine für Sie passende Selbsthilfegruppe in Ihrer Nähe gibt sowie weitere Informationen dazu, können Sie in der Landkreis- oder Stadtverwaltung, in Beratungsstellen und anderen öffentlichen Stellen erfragen.
Für Eltern, deren Kind verstorben ist, gibt es in Hamburg die Kontakt- und Informationsstelle „Verwaiste Eltern in Deutschland“. An diese Stelle können Sie sich wenden, wenn

Sie ein Kind durch Krankheit, Unfalltod oder Suizid verloren haben. Sie können sich auch an diese Stelle wenden, wenn Ihr Kind im Verlauf der Schwangerschaft oder als Neugeborenes gestorben ist.
Sie erhalten dort Auskunft über örtliche Selbsthilfegruppen im gesamten Bundesgebiet. Diese Stelle führt Brief- und Telefonlisten von verwaisten Eltern, über die Sie direkten, persönlichen Kontakt zu anderen Betroffenen aufnehmen können. Sie informiert bundesweit über Trauerseminare für verwaiste Eltern. Eine Vielzahl von Informationsschriften zum Thema sind ebenfalls über diese Stelle zu beziehen.

„Verwaiste Eltern e.V."
Esplanade 15
20354 Hamburg
Tel. 0 40/35 50 56-43/-44

Als Selbsthilfeorganisation haben die „Verwaisten Eltern" das Ziel, Mütter, Väter und Angehörige nach dem Tod ihres Kindes in ihrer Trauer zu unterstützen, zu begleiten und sich der trauernden Geschwister anzunehmen.

Beratungsstellen

Beratungsstellen für Erziehungs-, Ehe- und Lebensfragen werden von öffentlichen oder kirchlichen Stellen getragen. Sie arbeiten in der Regel kostenfrei. Beratungsstellen bieten meist Beratung und Therapie für Kinder, für Einzelpersonen, für Paare und Familien. Wenn Sie den Eindruck haben, daß der Verlust der geliebten Person Sie, Ihre Kinder, Ihre Familie in eine so schwerwiegende Krise gebracht hat, daß Sie fachliche Hilfe benötigen, um sie zu bewältigen, so können Sie sich an diese Stellen wenden.
Beratungsstellen informieren Sie in der Regel auch über weitere Hilfsangebote oder Stellen, an die Sie sich wenden können.
Therapeutische Hilfe können Sie auch bei niedergelassenen Psychotherapeuten, bei Familientherapeuten finden.

Telefonseelsorge

Die Telefonseelsorge bietet häufig Tag und Nacht die Möglichkeit, mit geschulten MitarbeiterInnen zu sprechen. Wenn Sie einmal das dringende Bedürfnis haben, sich auszusprechen, so können sie dort anrufen, meist auch mitten in der Nacht. Die Telefonseelsorge kann Ihnen in der Regel auch sagen, wohin Sie sich noch wenden können, um für Ihre Not die richtige Hilfe zu finden.

Christlich-religiöse Hilfe

Wenn Sie eine Hilfe im christlichen Bereich suchen, so können Sie Pastorinnen und Pfarrer ansprechen.

Wie Bücher helfen können, von Tod und Sterben zu sprechen

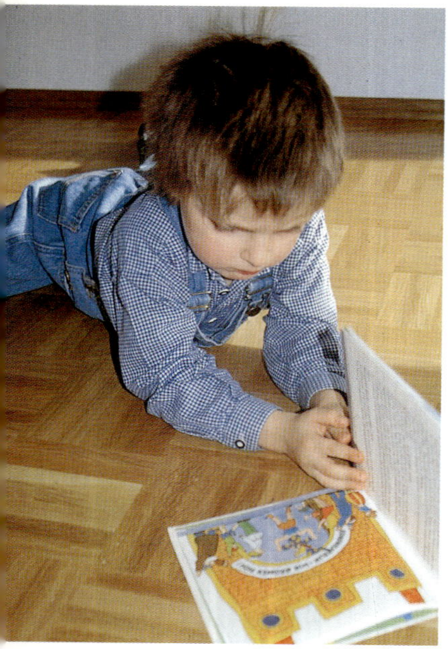

In unserer heutigen Zeit werden von den meisten Menschen Bücher als zum Leben dazugehörig betrachtet. Sie sind für uns keine „künstliche Situation“, sondern eine alltägliche, sehr schöne Bereicherung des Lebens.
In den vergangenen zehn bis fünfzehn Jahren sind die Erscheinungen im Bereich der Bilderbücher, der Kinder- und Jugendbücher, die das Thema Sterben, Tod und Trauer zum Thema haben, ständig gestiegen.
Es gibt sehr schöne, klare, informative und doch auch einfühlsame und sanfte Bilderbücher, Kinder- und Jugendbücher. Diese können Kindern, Eltern und anderen Erwachsenen zum Thema Sterben, Tod und Trauer einerseits Informationen übermitteln, sie werfen aber auch Fragen auf, deuten Richtungen an, geben Antworten ...
Solche Bücher können helfen, mit Kindern Anknüpfungspunkte zu finden, um über Leben und Tod, über Sterben und Trauern zu sprechen.
Bilderbücher eignen sich natürlich besonders gut für Kinder im Vorschulalter. Die Bilder berühren die Kinder in tieferen Ebenen. Betrachten Sie mit Ihrem Kind die Bilder, lesen Sie den Text vor. Manchmal kommen gleich Fragen von den Kindern, manchmal stellen sie ihre Fragen Stunden, manchmal Tage oder Wochen später.
Durch die bildhafte und dadurch manchmal meditative Sprache können Bilderbücher aber auch sehr gut ältere Kinder – auch Erwachsene – ansprechen und bewegen.
Kinderbücher sprechen Kinder im Lesealter bis zur Pubertät an. Aus unterschiedlichsten Blickwinkeln und Lebenskonstellationen können die Leser und Leserinnen sich dem Thema Tod und Sterben nähern.
Ebenso die Jugendbücher. Für Jugendliche ab der Pubertät ist die Auseinandersetzung mit dem Dasein, mit den Fragen nach dem Sinn des Lebens, nach den Lebensstrukturen wichtig.
Annelore Enge hat über Jahre hinweg eine sehr beeindruckende Literaturliste zum Thema „Kind und Tod“ angelegt, die inzwischen an die 300 Erscheinungen von Bilder-, Kinder- und Jugendbüchern, Berichten, Ratgebern und Sekundärliteratur aufweist.
Wir möchten aufgrund der Vielzahl der Erscheinungen keine Bücher besonders empfehlen, sondern möchten Sie auf diese Buchliste aufmerksam machen. Sie ist beim TRAU DICH Kinder- und Jugendbuchladen, Holtenauer Str. 96 in 24105 Kiel zu haben. Die Titel sind

alle so kommentiert, daß Sie sich eine Vorstellung machen können. Sie können sich natürlich auch in Büchereien oder Buchläden über Bücher zu Tod, Sterben und Trauer beraten lassen. Dort kann man auch einzelne Bücher zur Ansicht bestellen. Sie sollten nur ein solches Buch einem Kind vorlesen, das Sie auch persönlich anspricht. Kinder und Jugendliche sollte man, wenn möglich, ihre Bücher selbst aussuchen lassen – aber wie alle Leser und Leserinnen sind sie meistens an Empfehlungen interessiert.
In Märchen, in Geschichten, Liedern oder Büchern kommt manchmal das Wort „tot" vor, ohne daß es die Hauptthematik ist.

Es ist wichtig, daß das Thema Sterben und Tod in der Literatur am Rande angesprochen wird. Damit wird die Botschaft gegeben, daß es sich dabei um Alltägliches handelt, neben vielem anderem. Vermeiden Sie deshalb solche Märchen, Geschichten, Lieder, Reime, Hörspielkassetten und dergleichen nicht, sondern machen Sie sich bewußt, welche wertvolle Botschaft den Kindern damit weitergegeben wird. Natürlich sind Bücher kein Ersatz für persönliche Gespräche mit den Kindern. Auch die eigene Auseinandersetzung der Eltern und anderer Erwachsener ist nicht durch sie zu ersetzen. Aber sie können eine Hilfe auf dem Weg dorthin sein.

Bei unserer Arbeit und auch beim Schreiben dieses Buches sind wir immer wieder auf Literatur gestoßen, die wir für besonders geeignet halten. Eine Auswahl davon möchten wir Ihnen empfehlen:

Baßler, Margit/Schins, Marie-Thérèse: Warum gerade mein Bruder? Trauer um Geschwister, Reinbek bei Hamburg 1992.
Bickel, Lis/Tausch-Flammer, Daniela: Wenn Kinder nach dem Sterben fragen, Freiburg im Breisgau 1994.
Bowlby, John: Verlust, Trauer und Depression, Frankfurt 1980.
Brocher, Tobias: Wenn Kinder trauern, Zürich 1981.
Canacakis, Jorge/Bassfeld-Schepers, Annette: Auf der Suche nach den Regenbogentränen. Heilsamer Umgang mit Abschied und Trennung, München 1994.
Furman, Erna: Ein Kind verwaist. Untersuchung über Elternverlust in der Kindheit, Stuttgart 1977.
Gaylin, Willard: Gefühle. Unsere lebenswichtigen Signale, Düsseldorf 1991.
Goleman, Daniel: Emotionale Intelligenz, München – Wien 1996.
Kliman, Gilbert: Seelische Katastrophen und Notfälle im Kindesalter, Stuttgart 1980.
Leist, Marie-Lene: Kinder begegnen dem Tod, Gütersloh 1982.
Spieker-Verscharen, Ingun: Kindheit und Tod. Die Konfrontation mit dem Tod in der modernen Kinderliteratur, Frankfurt 1982.
Student, Johann-Christoph: Das Hospiz-Buch, Freiburg im Breisgau 1994.
Thomas, Carmen: Berührungsängste? Vom Umgang mit der Leiche, Köln 1994.

Das Leben geht immer wieder weiter

Das Leben geht immer wieder weiter,
so sagte Christines Vater –
und Christine sagte es mir.

Wenn ein geliebter Mensch gestorben ist,
wenn es in uns so viele Stellen gibt, die Mangel fühlen …
die Sehnsucht haben …
nach Worten – nach Gesten – nach Umarmungen …
nach dem vertrauten Klang der Stimme, der Schritte …
nach der Gestalt, dem Geruch …
so hält auch unser Leben inne.
Vielleicht scheint es sogar still zu stehen,
wir wissen nicht, wie wir weiterleben sollen
ohne den Vater, die Mutter, das Kind, das Geschwister …

Das Leben geht immer wieder weiter,
so sagte Christines Vater –
und Christine sagte es mir.

Wir müssen Abschied nehmen
und allmählich unser Leben neu ordnen,
die Aufgaben neu verteilen,
vielleicht unsere Liebe auf neue Menschen richten.

Das Leben geht immer wieder weiter,
so sagte Christines Vater –
und Christine sagte es mir.

Wir Menschen werden geboren, wir leben, wir sterben.
Vor uns gab es unsere Mütter und Väter,
vor diesen unsere Großmütter und Großväter,
vor diesen unsere Urgroßmütter und Urgroßväter
und immer so weiter ….
Da kommen wir her …

Wir können Kinder haben.
Kinder des Leibes – Kinder des Geistes.
Und unsere Kinder können wieder Kinder haben,
wir werden die Großmütter und Großväter.
Und so geht es immer weiter.
Das Leben geht immer wieder weiter,
so sagte Christines Vater –
und Christine sagte es mir.

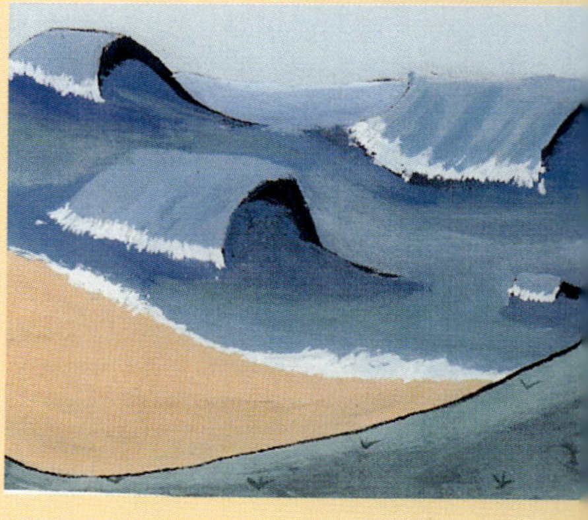

Wenn der Tod die Reihenfolge nicht einhält,
wenn Kinder vor den Eltern sterben,
wenn Enkelkinder vor den Großeltern sterben,
so ist der Tod besonders schwer zu begreifen,
wir mögen ihn verfluchen
und lange brauchen, bis wir ja sagen können.
Und doch gilt auch dann:

Das Leben geht immer wieder weiter,
so sagte Christines Vater –
und Christine sagte es mir.

Und wenn unser Leben weiter geht,
begleiten die Toten uns auf eine seltsame Weise,
wir mögen sie um Rat, um Hilfe bitten,
überlegen, was sie jetzt sagen oder tun würden,
wir mögen überlegen, wie alt sie jetzt wären.
Wir mögen sie um Schutz bitten.
Wir mögen spüren, wie sie waren.

Das Leben geht immer wieder weiter,
so sagte Christines Vater –
und Christine sagte es mir.

Und vielleicht hat der Schmerz uns in ein neues Leben getrieben,
wir begegnen neuen Menschen, neuen Ideen,
wir denken neue Gedanken, wir fühlen neue Gefühle,
wir lieben neue Menschen und wachsen.

Der Schmerz, der uns gequält hat,
hat sich gewandelt und ist fruchtbar geworden in unserem Leben.
Wir wachsen und blühen wieder.

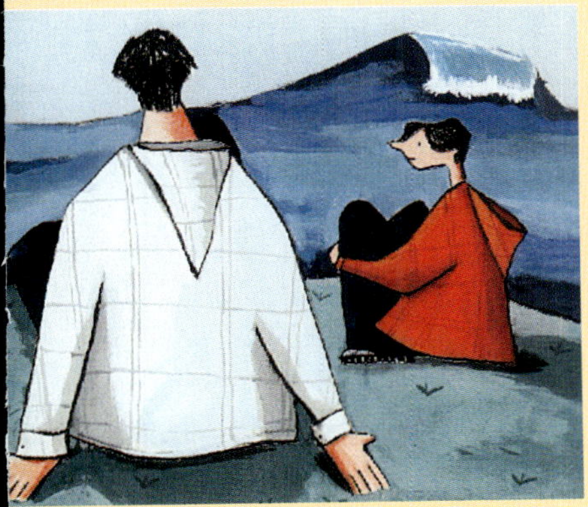

Das Leben geht immer wieder weiter,
so sagte Christines Vater –
und Christine sagte es mir.

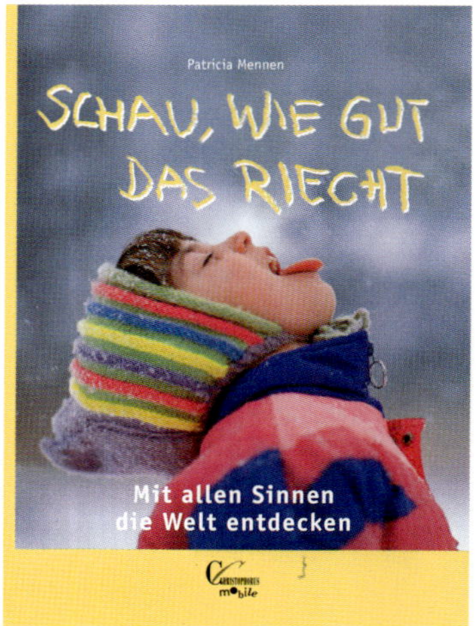

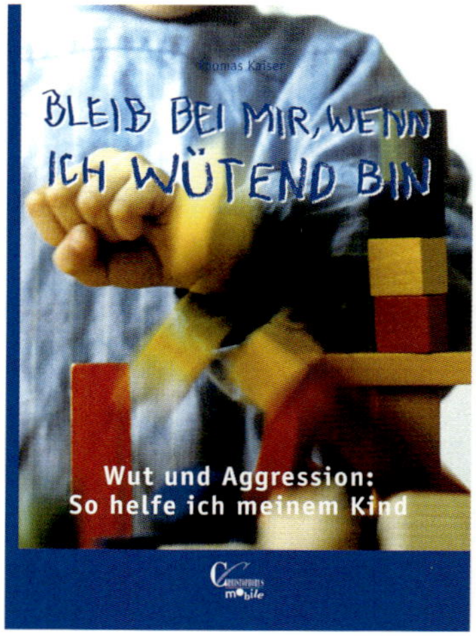

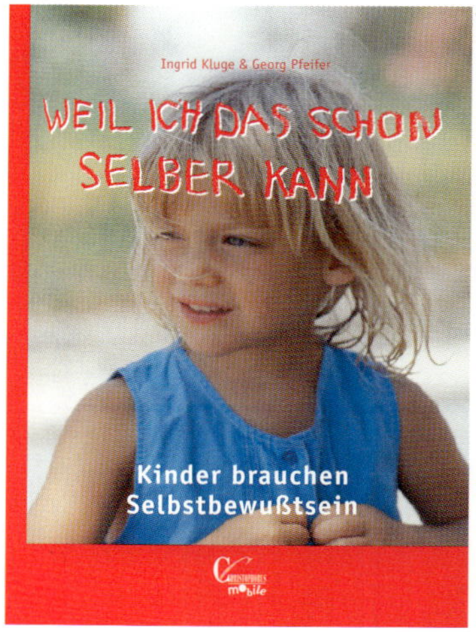

Bücher, die Eltern und Kindern gut tun

Christophorus mobile

Impressum

Gesamtherstellung:
Hampp Verlag, Stuttgart
Fotos: Hartmut W. Schmidt
Foto S. 41 Daniela Körner;
S. 42 o., 43 o., 44 Alex Kuehr
Titelbild: tony stone/Lori Adamski Peek
Illustrationen: Angeles Ruiz
Satz: pws Print und Werbeservice Stuttgart
Layoutentwurf und Umschlaggestaltung:
communicate, Stuttgart
Druck: Franz-Spiegel-Buch, Ulm

ISBN 3-419-53303-9